检验医学与临床应用

主编 党海燕

江西科学技术出版社

图书在版编目(CIP)数据

检验医学与临床应用 / 党海燕主编. -- 南昌：江西科学技术出版社，2018.7（2021.1重印）

ISBN 978-7-5390-6418-5

Ⅰ. ①检… Ⅱ. ①党… Ⅲ. ①临床医学–医学检验 Ⅳ. ①R446.1

中国版本图书馆 CIP 数据核字(2018)第 118431 号

选题序号：KX2018263
图书代码：B18072-102

检验医学与临床应用

党海燕 主编

出版发行	江西科学技术出版社
社址	南昌市蓼洲街 2 号附 1 号
	邮编：330009 电话：(0791)86623491 86639342(传真)
印刷	三河市元兴印务有限公司
经销	各地新华书店
开本	787mm×1092mm 1/16
字数	222 千字
印张	9.25
版次	2018 年 7 月第 1 版 第 1 次印刷
	2021 年 1 月第 1 版 第 2 次印刷
书号	ISBN 978-7-5390-6418-5
定价	48.00 元

赣版权登字 03-2018-211
版权所有，侵权必究
（赣科版图书凡属印装错误，可向承印厂调换）

检验医学与临床应用

主　编　党海燕
副主编　谢志碰　薛建学

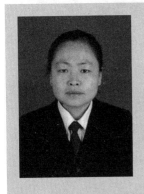

党海燕,女,1975年11月出生于甘肃省天祝县,现就职于天祝藏族自治县人民医院检验科,主管检验技师。

1998年6月毕业于兰州医学院、1999年4月在天祝县安远镇中心卫生院参加工作。2003年4月调入天祝县人民医院检验科。2003年7月至2004年1月兰州医学院第一附属医院进修学习细胞形态学。2009年3月至2012年1月宁夏医科大学业余学习。2010年04月任天祝县人民医院主管检验技师。专业特长擅长常见血液病及各种贫血的诊断及辅助诊断。先后发表专业学术论文《临床检验指标中药物的干扰因素分析》《临床血液检验减少误差的有效措施》《肝细胞癌患者血清维生素B_{12}水平检测的临床意义》等。分别于2009年、2013年获得市、县卫生系统先进工作者。

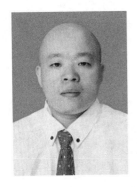

谢志碰,男,1983年1月生,大学本科学历,现就职于南安市医院检验科,主管检验师。

2006年毕业于福建医科大学临床医学检验本科专业,在南安市医院检验科工作13年来,现任南安市医院检验科主管检验师,专门从事临床微生物检验工作,在临床微生物鉴定方面积累了丰富的经验,尤其是对疑难菌,少见菌株鉴定,在职期间先后发表了《南安地区泌尿生殖道支原体培养及药敏分析》《1250例鲍曼不动杆菌感染的临床分布及药敏分析》《815例铜绿假单胞菌分布及药敏分析》《乙肝后肝硬化中医证候分析与实验室检测指标关系探讨》等文章。

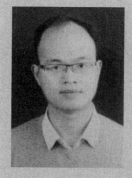

薛建学,男,1983年2月生,毕业于山东大学,硕士研究生学历,现就职于焦作煤业(集团)有限责任公司中央医院,主治医师。

2008年毕业于山东大学医学院临床医学专业,取得学士学位,后被保送进入山东大学研究生继续攻读骨科,2011年毕业,取得硕士研究生学位。毕业后,于焦作煤业(集团)有限责任公司中央医院骨科工作。从事创伤、脊柱及关节相关疾病的诊治,尤其在脊柱疾病诊治方面积累了丰富经验,发表相关论文多篇。近年来多次参与市级骨科基础及临床相关课题的研究,对骨科临床理论有深入理解。

前 言

我国检验医学历经半个多世纪、几代检验人的努力,从纯手工操作、简单指标检测的"作坊式检验",发展至当今现代化、自动化、智能化的实验室。且随着现代医学的发展,医学检验已发展成为一个包含临床血液检验、临床体液学检验、临床生化学检验、临床免疫学检验、临床微生物学检验、分子生物学检验、输血与输血技术及临床实验室管理学等亚专业学科组成的独立学科-检验医学。这是现代医学发展的要求,也是传统医学检验发展的必然趋势。正是由于检验医学的发展,使得临床医疗对检验的依存度越来越高,检验医学在临床诊断和治疗中的地位越来越重要。临床医师想单纯地通过几十个学时的实验诊断学学习就掌握大量检验项目信息的临床应用,已不现实。

为此,我们总结汇编了《检验医学与临床应用》一书,该书共九章,包括血液学一般检验、血液病骨髓细胞学检验、肝胆尧胰腺疾病检验指标、肾脏尧风湿及免疫性疾病检验指标、心肌损伤及代谢类疾病检验指标、内分泌疾病检验指标、尿液检验指标、粪便理学检验指标及脱落细胞检验指标的临床应用编写,每一检验项目包括项目名称、参考区间、临床意义三部分。其中,党海燕同志编写了本书第一章血液学一般检验的临床应用、第二章血液病骨髓细胞学检验指标的临床应用及第三章肝胆、胰腺疾病检验指标的临床应用;谢志碰同志编写了本书第四章肾脏、风湿及免疫性疾病检验指标的临床应用、第五章心肌损伤及代谢类疾病检验指标的临床应用及第六章内分泌疾病检验指标的临床应用;薛建学同志编写了本书第七章尿液检验指标的临床应用、第八章粪便理学检验指标的临床应用、第九章脱落细胞检验指标的临床应用。全书旨在提升临床检验人员业务水平的同时,向临床医师宣传、指导如何更好地应用好检验医学信息。全书以简明、易懂的方式列出医学检验项目临床意义及临床应用,便于临床检验技师、临床医师或医学生在临床实践中对医学检验项目进行快速理解和正确应用。

本书汇集了参编人员的集体智慧与经验,但因医学知识与技术的快速发展与更新,在本书的编写过程中难免存在一些不足,真诚地希望各位前辈与同行在应用中提出宝贵意见。

编者

二〇一七年冬

目 录

第一章 血液学一般检验的临床应用 (1)
  第一节 血细胞分析仪检验指标的临床应用 (1)
  第二节 血细胞形态学检查的临床应用 (18)
  第三节 其他贫血检验指标的临床应用 (25)
  第四节 血型血清学检验的临床应用 (36)
  第五节 止血及凝血检验指标的临床应用 (37)
  第六节 血液流变学检验指标的临床应用 (48)

第二章 血液病骨髓细胞学检验指标的临床应用 (52)
  第一节 常见贫血的骨髓细胞学(骨髓象)诊断 (52)
  第二节 常见白血病的骨髓细胞学诊断 (61)
  第三节 血液系统寄生虫病检验指标的临床应用 (67)

第三章 肝胆、胰腺疾病检验指标的临床应用 (69)
  第一节 反映肝细胞损伤检验指标的临床应用 (69)
  第二节 反映肝胆梗阻检验指标的临床应用 (74)
  第三节 反映肝脏合成功能检验指标的临床应用 (77)
  第四节 反映肝脏感染病原学检验指标的临床应用 (80)
  第五节 反映肝脏纤维化检验指标的临床应用 (86)
  第六节 胰腺疾病检验指标的临床应用 (89)

第四章 肾脏、风湿及免疫性疾病检验指标的临床应用 (91)
  第一节 肾脏疾病检验指标的临床应用 (91)
  第二节 风湿及自身抗体疾病检验指标的临床应用 (95)
  第三节 体液免疫检验指标的临床应用 (106)

第五章 心肌损伤及代谢类疾病检验指标的临床应用 (110)
  第一节 心肌损伤标志物检验指标的临床应用 (110)
  第二节 糖类代谢检验指标的临床应用 (115)
  第三节 脂类代谢检验指标的临床应用 (119)

第六章 内分泌疾病检验指标的临床应用 …………………………………… (123)
 第一节 甲状腺功能测定检验指标的临床应用 ……………………………… (123)
 第二节 垂体激素检验指标的临床应用 ……………………………………… (126)

第七章 尿液检验指标的临床应用 ………………………………………… (129)
 第一节 尿液干化学分析检验指标的临床应用 ……………………………… (129)
 第二节 尿液沉渣定量检验指标的临床应用 ………………………………… (132)

第八章 粪便理学检验指标的临床应用 …………………………………… (136)

第九章 脱落细胞检验指标的临床应用 …………………………………… (139)
 第一节 阴道脱落细胞检验指标的临床应用 ………………………………… (139)
 第二节 痰液脱落细胞检验指标的临床应用 ………………………………… (142)
 第三节 泌尿系统脱落细胞检验指标的临床应用 …………………………… (143)

第一章 血液学一般检验的临床应用

血液由血浆和血细胞两部分组成,通过循环系统与全身组织器官密切联系,参与机体各项生理功能活动,维持机体正常新陈代谢和内外环境平衡。在病理情况下,血液系统疾病除直接累及血液外,也可以影响全身组织器官,而各组织器官的病变也可直接或间接地引起血液中成分发生相应变化。临床上较多的诊治指标是通过血液标本检测的。

第一节 血细胞分析仪检验指标的临床应用

血细胞分析仪,是目前临床血液学一般检查最常用的检测仪器。以往采用手工操作显微镜计数血细胞等,由于操作过程的随机误差、实验器材的系统误差和检测方法的固有误差,使手工操作实验结果的精确性、准确性受到很大影响。尤其大批量标本检查时,难于及时发出报告。20世纪40年代后期,美国人库尔特(W.H.Coulter)发明并申请粒子技术的设计专利;50年代初期,电子血细胞计数仪开始用于临床,开创了血细胞分析仪的新纪元。随着基础医学的发展和电子计算机技术的应用,血细胞分析仪的研制水平不断提高,检测原理不断改进,测量参数逐渐增多,检测速度更快,精密度进一步提高。操作简便是血细胞分析仪的绝对优势特征。各种型号血细胞分析仪的问世,不断为临床提供更有用的实验指标,对疾病的诊断和治疗有着重要的临床应用价值。

一、血细胞分析仪检测参数

1.常见血细胞分析仪检测报告用语及英文缩写词(见表1)
2.基层常用血细胞分析仪参考区间(见表2)

静脉血细胞各项参数的临床应用有赖于其参考区间(参考值)的确定,而参考区间可因地理位置、环境气候、种族分布等不同而有所差异,还因为使用仪器或方法以及静脉血与末梢血不一,某些参数可能出入较大,这就要求各地区甚至各医院实验室根据具体情况综合应用各种有关项目的参考区间。

二、检测参数的临床应用

(一)白细胞计数(WBC)

白细胞计数是指测定单位容积内的外周血中各种白细胞的总数。常用的白细胞计数的方法是显微镜计数法和血细胞分析仪法。显微镜计数法是白细胞计数的基本方法,适用于基层单位和分散检测;血细胞分析仪法是目前临床上普遍使用的筛检方法,但重型肝炎患者,因红细胞膜质异常,有抵抗溶血剂的作用,导致红细胞溶血不完全,WBC直方图35fl前区出现的峰主要是血小板(PLT)集团、红细胞碎片等小颗粒所致,若该峰很高,则干扰颗粒较多,可致WBC假性增高。

1.参考区间

健康成人:男性$(3.97\sim9.15)\times10^9/L$,女性$(3.69\sim9.16)\times10^9/L$。

表1 血细胞分析仪检测报告用语及英文缩写词

中文名称	英文缩写	中文名称	英文缩写
血红蛋白	HGB	中性粒细胞比率	NEUT%
红细胞比容	HCT(或PCV)	淋巴细胞绝对数	LYM#
红细胞计数	RBC	淋巴细胞比率	LYM%
平均红细胞体积	MCV	中值细胞计数	MID#
平均红细胞血红蛋白量	MCH	中值细胞比率	MID%
平均红细胞血红蛋白溶度	MCHC	嗜酸性粒细胞绝对数	EO#
红细胞体积分布宽度	RDW	嗜酸性粒细胞比率	EO%
红细胞血红蛋白分布宽度	HDW	嗜碱性粒细胞绝对数	BASO#
血细胞计数	WBC	嗜碱性粒细胞比率	BASO%
血小板计数	PLT	单核细胞比率	MONO%
单核细胞比率	MONO%	单核细胞绝对数	MONO#
平均血小板体积	MPV	大型未染色细胞计数	LUC
血小板比容	PCT	大型未染色细胞比率	LUC%
血小板体积分布宽度	PDW	左偏移	Left shift
平均血小板溶度	MPC	异性淋巴细胞	Atypical lymph
平均血小板质量	MPM	原幼细胞	Blasts
网织红细胞总数	RET%	异常原幼细胞	BL-ABN
网织红细胞比率	RET	红细胞大小不等	ANISO
网织红细胞绝对值	RET#	大红细胞	MICRO
网织红细胞平均体积	MCVr	小红细胞	MACRO
单个网织红细胞内平均血红蛋白溶度	CHCMr	血红蛋白溶度不等	HCVAR
网织红细胞体积分布宽度	RDWr	高血色素行红细胞	HYPER
单个网织红细胞内血红蛋白量	CHr	有核红细胞	NRBC
网织红细胞血红蛋白分布宽度	HDWr	大血小板	LPLT
中性粒细胞绝对数	NEUT#		

表2 常用血细胞分析仪参考区间

测定项目	男性	女性
WBC($\times 10^9$/L)	3.97~9.15	3.96~9.16
LYM(%)	20~40	20~40
MID(%)	3.5~8.0	3.5~8.0
NEU(%)	50~70	50~70
LYM#($\times 10^9$/L)	0.8~4	0.8~4.0
MID#($\times 10^9$/L)	0.2~0.7	0.2~0.7
NEU#($\times 10^9$/L)	2~7	2~7
RBC($\times 10^{12}$/L)	4.09~5.74	3.68~5.13
HGB(g/L)	131~172	113~151
HCT(L/L)	0.38~0.508	0.335~0.450
MCV(fl)	83.9~99.1	82.6~99.1
MCH(Pg)	27.8~33.8	26.9~33.3
MCHC(g/L)	320~355	322~362
RDW(%)	<14.5	<14.5
RLT($\times 10^9$/L)	85~303	101~320
MPV(fl)	7.6~13.2	7.6~13.2
PDW(%)	14.8~17.2	14.8~17.2

新生儿:(17~20)×10⁹/L;儿童:(8~10)×10⁹/L;婴儿:(11~12)×10⁹/L。

2.临床应用

(1)增多:①生理性增多:新生儿WBC最高,儿童略高于成人;妊娠5个月至分娩后4~5天(d)、经期、饭后、剧烈运动后、寒冷及情绪激动等白细胞数都可增高。一个人的白细胞总是下午比上午高一些,因此对白细胞处于临界值者,应注意定时检查,尤其是正在接受放疗、化疗等治疗观察中的病人。②急性细菌性感染和化脓性炎症:如大叶性肺炎、猩红热、丹毒、败血症、阑尾炎、脓肿、脑膜炎、化脓性扁桃体炎等。③急性中毒:如尿毒症、糖尿病酸中毒、妊娠中毒症、急性铅中毒及安眠药中毒等。④严重的组织损伤及大量的血细胞破坏:如大手术后、烧伤、急性心肌梗死等。⑤急性失血、出血和溶血:如外伤大出血,肝、脾等破裂,脑出血,血型不合输血等。⑥白血病及某些肿瘤。⑦肾移植后的排斥反应。⑧原发性自身免疫性溶血性贫血(AIHA)的急性发作等。⑨少数病毒感染性传染病:如传染性单核细胞增多症(IM)、传染性淋巴细胞增多症(IL)。⑩应用激素:(如地塞米松、强的松等)的几天内,白细胞数常超过正常范围。

(2)减少:①某些感染:某些革兰阴性杆菌(如伤寒、副伤寒杆菌、结核杆菌)感染、病毒(如流感、麻疹病毒)感染、原虫(如疟原虫、黑热病)感染等。②某些血液病:如粒细胞缺乏症(粒缺,aGL)、再生障碍性贫血(再障,AA)、骨髓异常增生综合征(MDS)、非白血性白血病等。③过敏性休克、重症恶病质。④脾功能亢进和自身免疫性疾病:如门脉性肝硬化、系统性红斑狼疮(SLE)。⑤化学药品及放射损害:如X线和镭照射,抗癌药物,严重砷、镁、汞、苯中毒等。⑥其他:如营养不良、极度肾衰竭等。

(二)白细胞分类计数(DC)

计数各类白细胞的相对和绝对数值,以诊断感染或造血功能性疾病的一种实验室检查法。各类白细胞的相对值在血膜片上直接计出或用自动分类计数机测出,而绝对值可由相对值乘以白细胞总数求得。

1.中性粒细胞比率(NEUT%)及绝对数(NEUT#)

(1)参考区间

健康成人:杆状核1%~5%,绝对数(0.04~0.50)×10⁹/L;

分叶核50%~70%,绝对数(2~7)×10⁹/L。

幼儿:35%~50%;新生儿:70%~90%。

(2)临床应用

基本同WBC计数。

1)增多:中性分叶核粒细胞>70%,绝对值>7×10⁹/L称为中性粒细胞增高。

生理性增多:多为一过性的,不伴有WBC质量的改变。①年龄:新生儿WBC数一般在15×10⁹/L左右,个别可高达30×10⁹/L以上。3~4d降至10×10⁹/L左右,3个月后逐渐降低至成人水平。新生儿外周血中性粒细胞绝对数为(6~28)×10⁹/L,7d内降至5×10⁹/L,6~9d逐渐降低至与淋巴细胞大致相等;以后淋巴细胞逐渐增多,整个婴儿期淋巴细胞数均较高,可达70%,2~3岁后淋巴细胞逐渐减低,中性粒细胞逐渐增高,4~5岁两者又基本相等。形成中性粒细胞和淋巴细胞变化曲线的两次交叉,至青春期时与成人基本相等。②日间变化:在安静和休息时 WBC 数较低,活动和进食后较高;早晨较低,下午较高;一日之间最高值与最低值之间可相差 1 倍。③运动、疼痛和情绪的影响:一般脑力和体力劳动、冷热水浴、日光或紫外线照射、饱餐等均可使 WBC 数轻度增高;严寒、暴热可使 WBC 数高达 $15×10^9/L$ 或更高;剧烈运动、剧痛和情绪激动可使 WBC 数显著增高。如剧烈运动可使短时间内 WBC 数高达 $35×10^9/L$,均以中性粒细胞为主。④妊娠与分娩:妊娠期 WBC 数常见增多,妊娠 5 个月后可达 $15×10^9/L$ 以上,特别是最后 1 个月常波动于 $(12~17)×10^9/L$;分娩时可高达 $34×10^9/L$,2~5d 内恢复正常。⑤其他:吸烟者平均 WBC 计数可高于非吸烟者 30%。

病理性增多:①反应性增多:是机体对各种病因刺激的应激反应,动员骨髓贮备池中生成增多,边缘池释放增加。因此,增多的粒细胞大多为成熟的分叶核粒细胞或较成熟的杆状核粒细胞。

Ⅰ.急性感染或炎症:以化脓性球菌引起的局部炎症或全身性感染最为明显,其次是某些杆菌(如大肠杆菌和铜绿假单胞菌等)、真菌和放线菌、病毒(如流行性出血热、流行性乙型脑炎、狂犬病等)、立克次体(如斑疹、伤寒)、螺旋体(如钩端螺旋体)、梅毒、寄生虫(如肺吸虫)等。增高程度与病原体种类、感染部位和程度以及机体的反应性等有关。A.急性化脓性胆囊炎,WBC$>20×10^9/L$ 可为诊断标准之一。B. 在急性胰腺炎,WBC 总数和中性粒细胞增高与炎症程度成正比,WBC$>10×10^9/L$ 时,水肿性急性胰腺炎占 67.5%,坏死性急性胰腺炎达 78.6%;中性粒细胞比率>85%时,水肿性急性胰腺炎占 86.2%,坏死性急性胰腺炎占 88.5%,死亡率可达 100%。C.在肠缺血、坏死破裂,WBC$>10×10^9/L$ 是其早期指标之一。D.局限性的轻度感染,中性粒细胞比率有所增高;中度感染时,WBC 总数可增高至 $(10~20)×10^9/L$,中性粒细胞明显增加,并伴有核左移;严重的全身性感染如发生菌血症、败血症或脓毒血症时,WBC 可达 $(20~30)×10^9/L$,中性粒细胞显著增高,并伴明显核左移和中毒性改变。以上情况说明机体反应性良好,因为不仅释放了贮备池粒细胞,还将成熟池甚至分裂池粒细胞也释放入血液以应急需。如感染过于严重,WBC 总数不但不高,反而减低,且核左移明显。Ⅱ.广泛组织损伤或坏死,如严重外伤、手术创伤、大面积烧伤、冻伤以及血管栓塞(如心肌梗死、肺梗死)等,在 12~36 小时(h)内常见 WBC 增高,以中性分叶核粒细胞增多为主。在较大的手术后 12~36h,WBC 常达 $10×10^9/L$ 以上,因此,用 WBC 增多来考虑有无术后感染,必须注意到时间因素。急性心肌梗死 1~2d 内常见 WBC 明显增多,可持续 1 周,借此可与心绞痛鉴别。Ⅲ.急性溶血:因红细胞(RBC)大量破坏引起组织缺氧以及 RBC 的分解产物刺激骨髓贮存池中的粒细胞释放,致使 WBC 数增高,以中性分叶核粒细胞升高为主。Ⅳ.急性失血:WBC 总数在 1~2h 可达 $(10~20)×10^9/L$,以中性分叶核粒细胞为主。消化道大量出血、内脏破裂如脾破裂或输卵管妊娠破裂等,WBC 数增高更为显著,血小板(PLT)数也同时有所增高,但此时的 RBC 数和血红蛋白(HGB)仍可暂时保持正常范围。因此,WBC 数增高可作为早期诊断内出血的参考指标。Ⅴ.急性中毒:外源性中毒如汞、铅、安眠药急性中毒,昆虫毒、蛇毒以及毒蕈中毒。内源性中毒如尿毒症、糖尿病酮症酸中毒、子痫、内分泌疾病危象等。以中性分叶核粒细胞增生为主。Ⅵ.恶性肿瘤:非造血系统恶性肿瘤有时可出现持续性中性分叶核粒细胞增高。其机制可能为肿瘤组织坏死的分解产物刺激骨髓中粒细胞释放;某些肿瘤细胞(如肝癌、胃癌等)可产生促粒细胞生成因子;恶性肿瘤骨髓转移,破坏骨髓对粒细胞释放的调控作用等。Ⅶ.其他原因:见于类风湿性关节炎、自身免疫性溶血性贫血、痛风及严重缺氧;应用皮质激素、肾上腺素、氯化锂等。②异常增生性增多:为造血干细胞克隆性疾病,见于粒细胞白血病和骨髓增殖性疾病。

Ⅰ白血病:A.急性白血病如急性髓性白血病(AML)中 Ml~M7,骨髓中病理性原始细胞大量异常增生,但外周血中出现 WBC 数增高的患者不到 50%,一般增至 $(10\sim50)\times10^9/L$,超过 $100\times10^9/L$ 者较少,其余患者 WBC 数可在正常范围或减低,甚至显著减低。B.慢性粒细胞白血病患者 WBC 总数达 $(100\sim600)\times10^9/L$,早期无症状患者可在 $50\times10^9/L$ 以下。周围血中粒细胞在 $90\times10^9/L$ 以上,可见到各发育阶段的粒系细胞,以中幼和晚幼粒细胞为主,原粒及早幼粒细胞不超过 10%。C.类白血病反应:WBC 数中度增高但大多 $<100\times10^9/L$,以成熟中性粒细胞为主,原始、早幼粒细胞增多较少见(<10%),常伴较明显的中性粒细胞中毒性改变。Ⅱ.骨髓增殖性疾病:包括真性红细胞增多症(PV)、原发性血小板增多症、骨髓纤维化(MF)和慢性粒细胞白血病(CML)等。本组疾病均系多能干细胞的病变引起,具有潜在演变为急性白血病(AL)的趋势。WBC 数常为 $(10\sim30)\times10^9/L$。

2)中性粒细胞减低:WBC 减低主要是中性粒细胞减低。当中性粒细胞绝对数低于 $1.5\times10^9/L$ 时,称为粒细胞减低症;低于 $0.5\times10^9/L$ 时,称为粒缺(aGL)。引起中性粒细胞减低的病因主要有以下几个方面。①某些感染:某些革兰阴性杆菌感染如伤寒、副伤寒,WBC 数可减低至 $2\times10^9/L$ 以下;一些病毒感染如流感等,可能由于细菌内毒素及病毒的作用,使边缘池粒细胞增多而导致循环池中粒细胞减低所致,也可能与内毒素抑制骨髓释放粒细胞有关。②血液病:如典型的再生障碍性贫血时,呈 RBC、WBC 和 PLT 均减低,即"三少"表现。当中性粒细胞绝对数 $\leq0.5\times10^9/L$ 时,感染的危险性极高;$<0.2\times10^9/L$ 时,预后很差。少数非白血性白血病,其 WBC 数可 $<1.0\times10^9/L$,分类计时亦呈淋巴细胞相对增多,此时只有骨髓检查才能明确诊断。③慢性理化损伤:电离辐射(如 X 线、镭照射等)、化学药物中毒(如长期服用氯霉素等),可因抑制骨髓细胞的有丝分裂而致 WBC 数减低。药物性中性粒细胞减低症临床上最为常见。④自身免疫性疾病:如系统性红斑狼疮等。⑤脾功能亢进:各种原因所致的脾肿大如门脉性肝硬化、班氏综合征等均可见 WBC 数减低。其机制为脾脏的单核-吞噬细胞系统破坏了过多的 WBC;肿大的脾脏分泌过多的脾素,能灭活促粒细胞生成的某些因子。

此外,中性粒细胞减少还见于疟疾、抗癌药物化疗、化学药物中毒等病毒感染。

3)中性粒细胞的核象变化:主要指核左移和核右移两种,它反映粒细胞的成熟程度。正常时,外周血中性粒细胞核以分 3 叶的居多,杆状核与分叶核之间的正常比值为 1:13。

核左移:外周血中杆状核粒细胞增多或(和)出现晚幼粒、中幼粒、早幼粒细胞时称为核左移。①再生性左移。伴有 WBC 总数增高的核左移,表示机体的反应性强,骨髓造血功能旺盛。常见于感染(尤其是急性化脓性感染如大叶性肺炎等)、急性中毒、急性溶血、急性失血等。核左移对估计病情的严重程度和机体的反应能力具有一定的价值。Ⅰ.轻度左移:WBC 总数及中性粒细胞比率略增高,仅有杆状核粒细胞增多(>5%),表示感染程度较轻,机体抵抗力较强。Ⅱ.中度左移:WBC 总数及中性粒细胞比率均增高,杆状核粒细胞>10%,并伴有少数晚幼粒细胞及中毒性改变,表示有严重感染。Ⅲ.重度左移。WBC 总数及中性粒细胞比率明显增高,杆状核粒细胞>25%,并出现更幼稚的粒细胞,常见于粒细胞白血病或中性粒细胞型类白血病反应。②退行性左移。WBC总数不增高甚至减低的核左移，见于骨髓造血功能减低，粒细胞生成和成熟受阻的再生障碍性贫血、粒细胞减低症等，以及机体反应性低下，骨髓释放粒细胞的功能受抑制的伤寒、败血症等。

核右移：不仅分叶核中性粒细胞增多，且分叶过多，常见4叶、5叶（正常时多分3叶），5叶核以上者超过3%称之，这是造血物质缺乏、脱氧核糖核酸减低或骨髓造血功能减退表现。主要见于营养性巨幼细胞性贫血（MegA）、恶性贫血；应用抗代谢药物如阿糖胞苷或6-巯基嘌呤等之后；炎症恢复期的一过性现象。但在疾病进行期突然出现核右移，则表示预后不良。

2.嗜酸性粒细胞比率（EO%）及绝对数（EO#）

(1)参考区间

健康成人：0.5%~5.0%，绝对数(0.05~0.30)×10^9/L。

(2)临床应用

1)生理变化。

年龄：5岁以下儿童嗜酸性粒细胞为(0~0.8)×10^9/L，5~15岁为(0~0.5)×10^9/L。

日间变化：健康人外周血嗜酸性粒细胞浓度日间的波动，这可能与糖皮质激素脉冲式分泌有关。糖皮质激素的机制为，①抑制骨髓释放成熟嗜酸性粒细胞进入外周血。②使血液循环中嗜酸性粒细胞附着于小血管壁并向组织浸润，从而使循环血嗜酸性粒细胞减低。白天交感神经兴奋，下丘脑产生促肾上腺皮质激素，使肾上腺皮质激素水平增高，因而嗜酸性粒细胞血浓度白天低夜间高（午夜至凌晨4时最高）；上午波动大（上午10时至中午最低），下午较恒定，即使是健康人，嗜酸性粒细胞数的波动也可达30倍之多。因此，宜在早晨8时测定嗜酸性粒细胞基础水平。

劳动、寒冷、饥饿、精神刺激等可引起交感神经兴奋，使肾上腺皮质产生的肾上腺皮质激素增高，可阻止骨髓内嗜酸性粒细胞释放，并使其向组织浸润，从而使外周血中嗜酸性粒细胞减少。

2)增多：指成人外周血嗜酸性粒细胞>0.5×10^9/L。①寄生虫病：钩虫、血吸虫、华支睾吸虫、肺吸虫、丝虫、绦虫、包囊虫等感染时，嗜酸性粒细胞明显增高，有时可呈现嗜酸性粒细胞型类白血病反应。肠寄生虫病时，该寄生虫抗原与肠壁内结合IgE的肥大细胞接触时，使后者脱颗粒而释放组胺，导致嗜酸性粒细胞增多。②变态反应性疾病：如支气管哮喘、坏死性血管炎、食物或药物变态反应、荨麻疹、血管神经性水肿、血清病、异体蛋白过敏、过敏性肺炎、枯草热等。③皮肤病：如牛皮癣、湿疹、剥脱性皮炎、疱疹样皮炎、霉菌性皮肤病等。④血液病：如慢性粒细胞白血病（CML）时，嗜酸性粒细胞常可高达10%以上，并可见幼稚型。真性RBC增多症（PV）、多发性骨髓瘤（MM）、脾切除术后等嗜酸性粒细胞也可增多。嗜酸性粒细胞白血病时，嗜酸性粒细胞极度增高达90%以上，以幼稚型居多，且其嗜酸性颗粒大小不均、着色不一、分布紊乱，并易见空泡等形态学改变。淋巴系统恶性疾病如霍奇金病，嗜酸性粒细胞增多一般在10%左右。⑤某些恶性肿瘤：不少癌肿（如肺癌）因嗜酸性粒细胞对白细胞介素5（IL-5）和肿瘤细胞因子反应而增高，常在实体瘤诊断之前出现，也可伴随发生。尤其在肿瘤转移或有坏死灶的恶性肿瘤中，嗜酸性粒细胞可有中度增高。在有些患者，当治疗有效时，嗜酸性粒细胞增高的程度可减轻。⑥某些传染病：如猩红热急性期嗜酸性粒细胞可增高，某些传染病恢复期可见暂时性增高。⑦高嗜酸性粒细胞综合征：包括伴有肺浸润的嗜酸性粒细胞增多症、过敏性肉芽肿、嗜酸性粒细胞心内膜炎等。⑧其他：可见于风湿性疾病、脑垂体前叶功能减低、肾上腺皮质功能减退、过敏性间质性肾炎溃疡性结肠炎、X线照射后、脾切除等。

3）减低：①伤寒、副伤寒及其他感染早期。②应激状态及应用肾上腺皮质激素或促肾上腺皮质激素时。

4）嗜酸性粒细胞计数的其他应用：①观察急性传染病的预后：肾上腺皮质有促进机体抗感染的能力，因此，当急性感染（如伤寒）时，肾上腺皮质激素分泌增高，嗜酸性粒细胞随之减低，恢复期嗜酸性粒细胞又逐渐增多。如临床症状严重，而嗜酸性粒细胞不减低，说明肾上腺皮质功能衰竭；如嗜酸性粒细胞持续减低，甚至完全消失，说明病情严重；反之，嗜酸性粒细胞重新出现，甚至暂时增多，则为恢复期的表现。②观察手术和烧伤患者的预后：手术后4h嗜酸性粒细胞显著减低，甚至消失，24~48h后逐渐增多，增多速度与病情变化基本一致。大面积烧伤患者，数小时后嗜酸性粒细胞完全消失，且持续时间较长。若大手术或大面积烧伤后，患者嗜酸性粒细胞不减低或减低很少，均表明预后不良。③测定肾上腺皮质功能：促肾上腺皮质激素可使肾上腺皮质产生肾上腺皮质激素，造成嗜酸性粒细胞减低。嗜酸性粒细胞直接计数后，随即肌内注射或静脉滴注促肾上腺皮质激素25mg，直接刺激肾上腺皮质，或注射0.1%肾上腺素0.5ml，刺激垂体前叶分泌促肾上腺皮质激素，间接刺激肾上腺皮质。肌内注射后4h或静脉滴注开始后8h，再做嗜酸性粒细胞计数。

结果判断：①在正常情况下，注射促肾上腺皮质激素或肾上腺素后，嗜酸性粒细胞比注射前应减低50%以上；②肾上腺皮质功能正常，而垂体前叶功能不良者，则直接刺激时减低50%以上，间接刺激时不减低或减低很少；③垂体功能亢进时，直接和间接刺激均可减低80%~100%；④垂体前叶功能正常，而肾上腺皮质功能不良者，则直接和间接刺激减低均不到50%。艾迪生病，一般减低不到20%，平均仅减低4%。

3.嗜碱性粒细胞比率(BASO%)及绝对数(BASO#)

(1)参考区间：健康成人：0~1%，绝对数(0~1)×10^9/L。

(2)临床应用

1)增多：指外周血嗜碱性粒细胞浓度绝对值超过参考值上限(>0.05×10^9/L)的一种征象。

过敏性或炎症性疾病：①荨麻疹，可由于过敏性体质对特异抗原过敏或物理因素（寒冷等）而引发，一般血清IgE均增高，其中寒冷性荨麻疹患者血清中还可测出冷球蛋白或冷纤维蛋白原等；②溃疡性结肠炎，急性期常伴有中性粒细胞或WBC以及嗜碱性粒细胞增多。

骨髓增生性疾病：嗜碱性粒细胞绝对值轻度增高可作为骨髓增生性疾病一个早期征象，如嗜碱性粒细胞绝对数持续>0.1×10^9/L，则是骨髓增生性疾病的共同特征。见于真性RBC增多症(PV)、原发性纤维化、慢性粒细胞性白血病(CML)。后者有时可高达20%~90%，提示预后不良。

嗜碱性粒细胞白血病：为罕见的白血病类型，一般在20%以上，且多属幼稚型。

其他：如霍奇金病、癌转移、铅和铋中毒等。

2)减少：临床意义不很明确。①速发性变态反应（荨麻疹、过敏性休克等）、促肾上腺皮质激素及糖皮质激素过量、甲状腺功能亢进、库欣综合征等。②应激反应：如心肌梗死、严重感染、出血等。

4.淋巴细胞比率(LYM%)及绝对数(LYM#)

(1)参考区间:健康成人:20%~40%,绝对数(0.8~4.0)×10⁹/L;儿童:40%~60%。

(2)临床应用:①增多:常见于淋巴性白血病、白血性淋巴肉瘤、百日咳、传染性淋巴细胞增多症(IL)、传染性单核细胞增多症(IM)、流行性出血热、水痘、麻疹、风疹、流行性腮腺炎、传染性肝病、器官移植排斥反应前期、传染病恢复期、结核病等。再生障碍性贫血、粒细胞缺乏症时相对增多。②减少:常见于免疫缺陷病、丙种球蛋白缺乏症、淋巴细胞减少症、应用肾上腺皮质激素后、放射病等。

5.单核细胞比率(MONO%)及绝对数(MONO#)

(1)参考区间:健康成人:3%~10%,绝对数(0.12~1.00)×10⁹/L;儿童:1%~8%。

(2)临床应用:①单核细胞增多:指成人外周血单核细胞绝对值计数超过0.8×10⁹/L的一种征象。②生理性增多:正常儿童外周血单核细胞平均为9%,出生后2周的婴儿可呈生理性单核细胞增多,可达15%或更多。妊娠时,生理性的增高与中性粒细胞的变化相平行。③病理性增多:见于亚急性感染性心内膜炎、疟疾、黑热病等;急性感染的恢复期;活动性肺结核严重浸润性和粟粒性结核时。④某些血液病:粒细胞缺乏症缺的恢复期常见单核细胞一过性增多;骨髓增生异常综合征(MDS)、恶性组织细胞病(MH)、淋巴瘤;单核细胞白血病可见大量幼稚单核细胞。⑤单核细胞减低:临床意义不大。

(三)红细胞计数及其相关指标

红细胞是血液中数量最多的有形成分,在骨髓中生成、发育、成熟,其计数是评估红细胞系统疾病的基本试验。RBC由红系造血干细胞,在促红细胞生成素(EPO)及雄激素作用下依次发育为原始红细胞、早幼红细胞、中幼红细胞和晚幼红细胞。晚幼红细胞已丧失分裂能力,约72h脱核而成为网织红细胞,网织红细胞经约48h完全成熟,释放入血液中。红细胞具有流动性和变形性,可通过毛细血管,其主要生理功能是交换和携带气体,其次参与体内免疫调节作用。成熟红细胞平均寿命约120d,衰老红细胞主要在脾破坏,分解为铁、珠蛋白和胆红素。最近研究发现,肝病患者会出现不同程度的贫血现象,随着病变的发展,贫血严重度增加,慢性肝炎患者贫血程度相对较轻,而肝硬化患者贫血则比较重。据报道,肝硬化(Child A级),在消化道出血后造成缺氧的状态,使EPO大幅度上升。并且在肝细胞发生癌变时,肝癌细胞可自分泌异位促红细胞生成素激素,该项激素与肾脏产生的原位促红细胞生成素激素不同,它不受其他因素调节制约,导致红细胞增多。

红细胞计数常用的检验方法有手工显微镜法和血细胞分析仪法。目前血细胞分析仪法是血细胞计数的主要方法,该法比手工显微镜法更精确,且操作简便、快速、易于标准化,已广泛应用。

1.红细胞计数(RBC)

(1)参考区间:①健康成人:男性$(4.09~5.74)×10^{12}$/L,女性$(3.68~5.13)×10^{12}$/L。②儿童:$(4.0~4.5)×10^{12}$/L;婴儿:$(4.0~4.3)×10^{12}$/L;新生儿:$(5.2~6.4)×10^{12}$/L。

(2)临床应用

1)生理性变化。

RBC 增多：①精神因素：感情冲动、兴奋、恐惧、冷水浴刺激均可使肾上腺素增多，导致 RBC 暂时增多。②剧烈体力运动和劳动：主要由于氧需要量增加，引起相对缺氧。一般成人在安静时全身每分钟耗氧 0.3~0.4L，肌肉运动时可增加到 2.0~2.5L，最高可达到 4.0~4.5L，此时由于红细胞生成素(Epo)生成增加而骨髓加速释放 RBC，导致 RBC 增多。③气压降低：因缺氧刺激，RBC 可代偿性增生。高原居住者和登山运动员 RBC 数均高于正常，此因大气稀薄、氧分压低，机体 Epo 水平增高，引起骨髓产生更多的 RBC 所致。④长期多次献血等。

RBC 减少：①造血原料相对不足：见于 6 个月至 2 岁的婴幼儿，由于生长发育迅速和血容量增加，导致造血原料相对不足而引起的外周血单位体积 RBC 减少，即为生理性贫血。②血液稀释：见于妊娠中、后期，为适应胎盘循环的需要，通过神经、体液的调节，孕妇的血浆容量明显增加而引起血液稀释性贫血。③血液丢失：见于分娩期、经期。④造血功能减退：某些老年人造血功能明显减退，可导致老年生理性贫血。

年龄与性别差异的波动：初生儿，由于出生前以弥散方式从母体血液获得氧，通常处于生理性缺氧状态，故 RBC 明显增高，但在出生 2 周后就逐渐下降。小儿生长发育时铁供应相对不足亦可引起贫血。男性儿童在 6~7 岁时最低，随着年龄增大而逐渐上升，到 25~30 岁时达高峰，30 岁后随年龄增加而逐渐下降，直到 60 岁时也尚未停止。女性儿童也随年龄增大逐渐增高，到 13~15 岁时达最高值，而后受到月经、内分泌等因素影响逐渐下降，到 21~35 岁维持最低水平后又逐渐增高与男性水平相近。男女两性的 RBC 计数在 15~40 岁期间差别明显，主要可能与在此期间，男性雄性激素水平较高，而睾酮有促进 RBC 造血作用有关。

RBC 计数值正常变异范围：新生儿较成人约增加 35%，高海拔约增加 14%；饮酒约减少 5%，长期剧烈运动约减少 15%，妊娠约减少 16%，2 个月婴儿约减少 30%。除上述因素外，健康成人 24h 波动(上午 7 时出现高峰，随后下降，这一生理现象机制尚未阐明)在 5% 以内。

2)病理性变化。

相对性增多：见于连续性呕吐、反复腹泻、排汗过多、多尿(如尿崩症)、大面积烧伤、慢性肾上腺皮质功能减退、甲状腺功能亢进危象、糖尿病酮症酸中毒、晚期消化道肿瘤而长期不能进食等原因引起大量失水、血浆量减少、血液浓缩，使血液中各种成分的浓度相对增高，多为暂时性增多。

绝对性增多：临床上称为 RBC 增多症，是一种由多种原因引起 RBC 增多的症候群。按发病原因可分为继发性和原发性两类。①继发性 RBC 增多症是一种非造血系统疾病，发病的主要原因是因为血液中红细胞生成素增多。Ⅰ.红细胞生成素代偿性增加：因血氧饱和度减低，组织缺氧所引起，RBC 增多的程度与缺氧程度成正比。见于胎儿及新生儿，高原地区居民，高山病，严重的慢性心肺疾患如各种先天性心血管疾病的房室间隔缺损、法洛四联症等和肺脏疾病的阻塞性肺气肿、肺源性心脏病、肺纤维化、矽肺、各种引起肺气体交换面积减少的病因等，以及携氧能力低而造成缺氧的异常血红蛋白病(HGB 病)、休克、一氧化碳(CO)中毒等。Ⅱ.红细胞生成素非代偿性增加：这类病人无血氧饱和度减低，组织无缺氧，红细胞生成素增加与某些肿瘤或肾脏疾患有关，如肾癌、肝细胞癌、子宫肌瘤、卵巢癌、肾胚胎瘤、肾盂积水、多囊肾、肾上腺皮质功能亢进(库欣综合征)等。可能与皮质激素等刺激骨髓，使 RBC 生成偏高有关。肾上腺素、糖皮质激素、雄激素等药物亦可引起。②原发性 RBC 增多症：即真性红细胞增多症(PV),是一种原因未明的以红系细胞异常增多为主的慢性骨髓功能亢进,由于同时有中性粒细胞和PLT不同程度增多,故目前认为是多能造血干细胞受累所致。其特点是RBC持续性显著增多,甚至可达$(7~10)\times10^{12}$/L,HGB为180~240g/L,全身总血容量也增加。本病属慢性病和良性增生,但具有潜在恶性趋向,部分病例可转变为白血病。见于真性红细胞增多症、良性家族性红细胞增多症等,多发于40~70岁年龄组。

RBC减少:①造血物质不足:多由营养不足、吸收不良或利用不佳(利用率减少)引起。如慢性胃肠道疾病、酗酒、偏食等,引起铁、叶酸等造血物质不足,蛋白质、铜、维生素C的不足,都可致贫血。造血原料不足引起的贫血也见于某些药物如异烟肼、硫唑嘌呤、酒精和铅中毒,继发于某些疾病如类风湿性关节炎、白血病、甲状腺功能亢进、慢性肾功能不全等。也有铁供应并不缺少,而是由于先天性的或后天获得性的某种原因引起RBC内酶的缺陷,而致铁不能被利用合成HGB,铁堆积在细胞内外,使发育中的细胞功能受障碍,RBC过早死亡而致贫血[表现为:RBC小、中心苍白区扩大等,但其血清铁和贮存铁却都增加;若在幼稚RBC核的周围围绕沉着铁颗粒,此为铁粒幼细胞贫血(SA),有时可见于60岁以上的老年人,其原因不明。②骨髓造血功能低下:原发性(再生障碍性贫血是一种原因尚未完全了解的造血功能障碍,常有全血细胞减少)或由药物(如抗肿瘤药物、磺胺类药物、保泰松、有机砷、马利兰等)、放射线(如X线、60钴、镭等核素照射)等多种理化因素所致的再生障碍性贫血。白血病、癌症骨髓转移等,可抑制骨髓正常造血功能。造血功能障碍亦可继发于其他疾病,如慢性肾功能衰竭时,因有尿素、肌酐、胍类、酚、吲哚等物质潴留,可对骨髓和RBC有不良影响。③RBC寿命缩短、破坏增加:如先天性或后天获得性溶血性贫血,见于输血不合溶血反应、蚕豆病、遗传性球形细胞增多症(HS)等。④RBC丢失过多:如急、慢性失血后贫血,见于消化性溃疡、痔疮、钩虫病等。⑤继发性贫血,多种疾病如炎症、结缔组织病、内分泌疾病等,都可致贫血。

2.血红蛋白(HGB)

(1)参考区间:①健康成人:男性131~172g/L,女性113~151g/L。②新生儿:180~190g/L;婴儿:110~120g/L;儿童:120~140g/L。

(2)临床应用

正常情况下,单位容积血液中HGB与RBC大致呈平行的相对应关系,健康成人的RBC($\times10^{12}$/L)与HGB(g/L)的比例约为0.0 345:1,故HGB测定的临床意义和RBC相似,但对贫血程度的判断上优于RBC数。需注意的是:①在某些病理情况下,HGB和RBC的浓度不一定能正确反映全身RBC总容量的多少。大量失血时,在补充液体之前,循环血液最重要的变化是血容量的缩小,但此时血液浓度很少变化,以致从HGB浓度等数值来看,很难反映出贫血的存在。当体内发生水潴留时,血浆容量增大,此时即使RBC容量是正常的,但血液浓度已相对降低,因此从表面看来,存在贫血;相反,失水时,血浆容量缩小,血液浓度偏高,RBC容量即使减少,但根据HGB浓度等测定值,贫血仍可不明显。②发生大细胞贫血或小细胞低色素贫血时,RBC计数与HGB浓度不成比例。大细胞性贫血的HGB浓度相对偏高,RBC数量减少程度比HGB下降程度明显,小细胞低色素贫血的HGB虽低于正常,但RBC计数也可正常,即HGB的降低程度较RBC明显,如缺铁性贫血。因此,同时对病人的RBC和HGB量进行比较,对诊断就更有意义。

1) HGB 增多基本与 RBC 增多一致：是指单位容积血液中，HGB 及 RBC 高于正常参考值高限。一般来讲，经多次检查，成年男性 RBC>6.0×10^{12}/L，HGB>170g/L、成年女性 RBC>5.5×10^{12}/L，HGB>160g/L 时，即认为 HGB、RBC 增多。

2) HGB 减少基本与 RBC 减少一致：单位容积循环血液中 RBC、HGB、红细胞比容(HCT)都低于正常参考值低限，通常称为贫血。公认贫血诊断标准为：成人男性 HGB<120g/L，HCT<41%；成人女性 HGB<110g/L，HCT<37%；孕妇 HGB<100g/L；3 个月至 6 岁小儿 HGB<110g/L，6~14 岁<120g/L。临床上根据 HGB 减低的程度将贫血分为 4 级：①轻度：91~120g/L；②中度：61~90g/L，患者体力劳动后心慌、气短；③重度：31~60g/L，患者卧床休息也感心慌气短；④极重度：<30g/L，患者易合并贫血性心脏病。造成 RBC 及 HGB 减少的原因有生理性减少和病理性减少两大类。

生理性减少：出生后 3 个月至 15 岁以前的儿童，因身体生长发育迅速，而 RBC 生成相对不足，RBC 及 HGB 可较正常成人低 10%~20%。妊娠中、后期的孕妇血浆容量增加，使血液稀释，表现出不同程度的贫血；老年人因骨髓造血功能减低，导致 RBC 及 HGB 减少，统称为生理性贫血。

病理性减少：各种贫血、白血病、产后、手术后、大量失血等。按照病因和发病机制进行分类，可将贫血分为 RBC 生成减少性贫血、RBC 破坏过多性贫血和失血性贫血三大类（见表3）。

表3 根据病因和发病机制的贫血分类

病因	举例
红细胞生成减少	
骨髓中造血功能障碍	
造血组织功能障碍	再生障碍性贫血等
骨髓浸润	白血病、骨髓瘤、骨髓纤维化等伴发的贫血
原因未明	慢性系统疾病伴发的贫血如慢性感染、炎症恶性肿瘤、尿毒症、肝病、风湿性疾病、内分泌病等
造血物资缺乏或利用障碍	
铁缺乏	缺铁性贫血
铁利用	铁粒幼细胞性贫血
叶酸或维生素 B_{12} 缺乏	叶酸及(或)维生素 B_{12} 缺乏所致的各种巨幼细胞性贫血
红细胞比积破坏过多	
红细胞内在缺陷(遗传性缺陷)	遗传性球形红细胞增多症、红细胞酶缺乏所致的溶血性贫血、地中海贫血、异常血红蛋白病、阵发性睡眠性血红蛋白尿等
红细胞外来因素(获得性因素)	免疫性溶血贫血、机械性溶血性贫血、物理、化学、生物因素引起的溶血性贫血等
失血	
急性失血	手术、外伤等急性失血性贫血
慢性失血	胃溃疡、钩虫病等慢性失血性贫血

3.红细胞比容(HCT)

(1)参考区间：健康成人：男性 0.380~0.508L/L，女性 0.335~0.450L/L；儿童：0.35~0.49L/L；新生儿：0.50~0.60L/L。

(2)临床应用

HCT 是用于计算 RBC 3 个平均指数的要素之一,由 HCT、RBC 及 HGB 3 个实验结果可以计算出平均红细胞体积(MCV)、平均红细胞血红蛋白量(MCH)及平均红细胞血红蛋白浓度(MCHC),有助于贫血诊断和分类;可以评估血浆容量有无增减或稀释浓缩程度,有助于某些疾病治疗中补液量的控制,以及了解体液平衡情况。

1)增高:①各种原因所致的血液浓缩:如大量呕吐、腹泻、失水、大面积烧伤及大手术后长期禁食病人。②重症肺源性心脏病。③真性红细胞增多症和球形红细胞增多症。④生理性增高:主要见于新生儿。

2)减少:各种原因所致的贫血及妊娠稀释血症等。由于贫血种类不同,HCT 减少的程度并不与 RBC 计数减少程度完全一致。①各种原因所致的贫血:如缺铁性贫血(IDA)、溶血性贫血(HA)、营养性混合性贫血、再生障碍性贫血(AA)。②急性白血病:如急性淋巴细胞白血病(ALL)、急性粒细胞白血病(AML)和急性单核细胞白血病(AMOL)等。③妊娠稀释血症及大量输液造成的稀释血症等。

4.平均红细胞体积(MCV)

(1)参考区间:健康成人:男性 83.9~99.1fl,女性 82.6~99.1fl;儿童:75~96fl;新生儿:92~113fl。

(2)临床应用:用于判断贫血的类型(见表4)。

表 4　贫血的形态学分类

	MCV(fl)	MCH(pg)	MCHC(g/l)	常见疾病
正常范围	83~99	27~34	320~360	
大细胞性贫血	>正常	>正常	正常	叶酸或维生素 B_{12} 缺乏所引起的巨幼细胞性贫血,如营养性、婴儿期巨幼细胞性贫血及恶性贫血等
正细胞贫血	正常	正常	正常	再生障碍性贫血、急性失血性贫血、急性溶血性贫血、骨髓病性贫血(如白血病)等
单纯小细胞贫血	<正常	<正常	正常	慢性感染、炎症、肝病、尿毒症、恶性肿瘤、风湿性疾病等所指的贫血
小细胞低色素性贫血	明显减小	明显减小	减小	缺铁性贫血、海洋性贫血、铁粒幼细胞贫血等

小 RBC 性贫血可低至 MCV(50fl)、MCH(15pg)、MCHC(220g/L);大 RBC 贫血可高至 MCV(150fl)、MCH(50pg),但 MCHC 正常或降低;MCHC 典型的增高仅常见于遗传性球形细胞增多症(HS),但罕见超过 380g/L。

目前,临床上广泛应用的多参数血细胞分析仪,可通过自动的微电脑运算,直接获得较准确的 RBC 平均值,只是其数值代表的是 RBC 总体的平均值,正常细胞性贫血并不意味着患者的 RBC 形态就无改变,如溶血性贫血(HA)、急性白血病贫血的形态学分类属正常细胞性贫血,但其 RBC 可能有明显大小不匀和异形 RBC;在大细胞性贫血时也可能有小细胞存在,在小细胞贫血时也可以出现一些大 RBC 或异常 RBC,这些只有在血涂片中才能观察到。因此,使用 RBC 平均值具有一定局限性,必须进行血涂片来观察 RBC 形态才能得出完整的概念。

5.平均红细胞血红蛋白量(MCH)

(1)参考区间:健康成人:男性 27.8~33.8pg,女性 26.9~33.3pg;儿童:27~32pg;新生儿:

35~42pg。

(2)临床应用:用于判断贫血的类型及其轻重程度(见表4)。

6.平均红细胞血红蛋白浓度(MCHC)

(1)参考区间:健康成人:男性320~355g/L,女性322~362g/L;儿童:325~365g/L;新生儿:350~420g/L。

(2)临床应用:用于判断贫血的类型及其轻重程度(见表3)。

7.红细胞体积分布宽度(RDW)

(1)参考区间:RDW是由血细胞分析仪测量获得的,不同的分析仪,RDW值可有差异。健康人一般在11.5%~14.8%。

(2)临床应用

1)用于缺铁性贫血(IDA)的早期诊断及治疗观察:IDA前期RDW即可增大,贫血越严重RDW越大。当IDA治疗有效时,RDW首先增大,以后逐渐降至正常水平。RDW升高尚不能排除其他贫血的可能,而RDW正常者IDA的可能性不大,因此RDW增大可作为IDA的筛选指标。

2)用于缺铁性贫血和β-轻型海洋性贫血的鉴别:缺铁性贫血病人RDW增高,而β-轻型海洋性贫血者RDW常正常。

3)用于贫血的形态学分类:依据MCV和RDW的变化,可将贫血的形态学与病因学结合起来分类,是目前临床应用最广泛的贫血分类方法(见表5)。

表5 贫血的MCV和RDW的分类

贫血分类	MVC/RDW特征	常见原因或疾病
小细胞均一性	MVC减少,RDW正常	轻型珠蛋白生成障碍性贫血、某些继发性贫血
小细胞不均一	MVC减少,RDW增高	缺铁性贫血、β-珠蛋白生成障碍性贫血(非轻型)、HbH病
正常体积均一性	MVC、RDW均正常	再生障碍贫血、白血病、某些慢性肝病、肾性贫血、急性失血后、长期或大剂量化学治疗后、遗传性球形细胞增多症
正常体积不均一性	MVC正常,RDW增高	混合性营养缺乏性贫血、部分早期铁缺乏(尚无贫血)、血红蛋白性贫、血骨髓纤维化。铁粒幼细胞贫血等
大细胞均一性	MVC增大,RDW正常	骨髓增生异常综合征、部分再生障碍性贫血、部分肝病性贫血、某些肾病性贫血
大细胞不均一性	MVC、RDW均增高	高巨幼细胞贫血、某些肝病性贫血

(四)血小板计数及其相关指标

血小板计数的方法有显微镜法(包括普通显微镜计数法和相差显微镜计数法)、血细胞分析仪法(主要有电阻抗法、激光流式细胞术法等)。目前由于血细胞分析仪重复性好、操作简便、快捷已成为目前血小板筛查的主要方法。但使用EDTA盐抗凝剂时偶尔会诱导血小板聚集,引起血细胞分析仪不能计数聚集的血小板,出现假性血小板计数减少,在血涂片中可见较多聚集的血小板。

1.血小板计数(PLT)

(1)参考区间

健康成人:男性$(85~303)\times10^9$/L,女性$(101~320)\times10^9$/L;新生儿,儿童:$(100~300)\times10^9$/L。

(2)临床应用

1)增多

生理性变化:健康人每天血小板(PLT)数有6%~10%的波动,午后较晨间高,冬季较春季高,高原居民较平原居民高,静脉血平均值较周围血稍高;妊娠中晚期升高,分娩后1~2d降低;剧烈运动和饱餐后升高,休息后又恢复到原来水平;静脉血PLT数比毛细血管血高10%。

病理性变化:常见于慢性粒细胞白血病(CML)、真性红细胞增多症(PV)、原发性血小板增多症、急性化脓性感染、急性大出血、急性血管内溶血、脾切除手术后等;其他疾病如心脏疾病、肝硬化、慢性胰腺炎、烧伤、肾功能衰竭、低温;原因不明的PLT增高,约有50%来自恶性疾病患者。

2)减少

生理性减少:新生儿较婴儿低,出生3个月后才达到成人水平。妇女月经前PLT降低,经期后逐渐上升。

病理性减少:①PLT生成障碍,如急性白血病(AL)、再生障碍性贫血(AA)、骨髓纤维化(MF)、急性放线病和应用某些药物等。②PLT破坏过多,如原发性血小板减少性紫癜(ITP)、脾功能亢进、系统性红斑狼疮(SLE)以及病毒感染、过敏性药物所致的免疫性破坏。③PLT消耗过多,如弥散性血管内凝血(DIC)、血栓性血小板减少性紫癜(TTP)等。④家族性PLT减少,如巨大PLT综合征、先天性PLT减少症等。

2.平均血小板体积(MPV)

(1)参考区间

不同仪器的参考区间有一定差别,一般为7.6~13.2fl。

(2)临床应用:①MPV增大:见于原发性血小板减少性紫癜(ITP)、巨大血小板综合征、急性白血病(AL)缓解期、CML、原发性MF、骨髓增生异常综合征(MDS)、脾切除术后、巨幼红细胞性贫血(MegA)、妊娠晚期及血栓性疾病。②MPV减少:见于再生障碍性贫血(AA)、脾功能亢进、急性白血病化疗期、败血症、骨髓病变或药物抑制骨髓功能时。③鉴别血小板减少的病因:当骨髓损伤导致血小板减少时,MPV下降;当血小板在外周血中破坏增多导致血小板减少时,MPV增大;当血小板分布异常导致血小板减少时,MPV正常。④MPV增高:可作为骨髓功能恢复的较早指标。当骨髓功能衰竭时,MPV与PLT同时持续下降,骨髓抑制越严重,MPV越小;当骨髓功能恢复时,MPV值的增大先于PLT数值的增高。

3.血小板比容(PCT)

(1)参考区间:健康成人:男性0.108%~0.272%,女性0.114%~0.282%。

(2)临床应用:同PLT计数。

4.血小板体积分布宽度(PDW)

(1)参考区间:不同的细胞分析仪,其参考区间有一定的差别。健康成人一般为14.8%~17.2%。

(2)临床应用:PDW增大见于急性非淋巴细胞白血病(如急性粒细胞白血病、急性单核细胞白血病、红白血病等)化疗后、MegA、CML、脾切除术后、巨大血小板综合征、血栓性疾病等。

三、血细胞直方图及其临床应用

血细胞分析仪在计数细胞数量的同时,还提供细胞体积分布图形,横坐标为血细胞体积大小,纵坐标为不同体积细胞的相对频率,这些用以表示细胞群体分布情况的曲线图形称作细胞直方图(histogram)。细胞直方图不仅给临床提供直观的检验结果,也为检验人员监控仪器工作状态及检测结果提供了直观的图形。在分析血细胞直方图时,应注意:由于不同类型仪器设置的参数和应用的试剂不同,因此不同类型仪器直方图的图形也有差异;即使是同一份标本,其细胞直方图也有差异。

(一)正常白细胞直方图

电阻抗模型血细胞分析仪,在35~450fl范围内将白细胞分为3群。正常白细胞(WBC)直方图的左峰又高又陡,跨越35~95fl定为淋巴细胞(小细胞群),以成熟淋巴细胞为主;最右峰又低又宽,跨越160~450fl,为粒细胞群(大细胞群),以中性粒细胞为主,包括杆状核粒细胞和晚幼核粒细胞;左右两峰之间的谷较平坦,定义为单细胞区(中间细胞群),主要以单核细胞为主,也含有嗜酸性粒细胞及白血病细胞等。出现异常直方图时,常伴随相应部位的报警信号,如"H(high 高)"或"L(low 低)"等,分别提示检测结果高于或低于参考区间。异常直方图通常的含义如下:

(1)淋巴细胞峰左侧区域异常,可能有血小板聚集、巨大血小板、有核红细胞(NRBC)、未溶解红细胞、蛋白质、脂类颗粒等。

(2)淋巴细胞峰与单核细胞峰之间区域异常,可能有异型淋巴细胞,浆细胞,非典型细胞,原始细胞,嗜酸性粒细胞增多,嗜碱性粒细胞增多。

(3)单核细胞峰与中性粒细胞峰之间区域异常,可能有未成熟的中性粒细胞,异常细胞亚群,嗜酸性粒细胞增多。

(4)中性粒细胞右侧区域异常,表示中性粒细胞绝对值增多。

(5)出现多部位报警,表示同时存在2种或2种以上异常。

(二)正常红细胞直方图

在36~360fl范围内分析红细胞(RBC),横坐标表示红细胞体积,纵坐标表示不同体积RBC出现频率,正常RBC,主要分布在50~200fl范围内,直方图上,可见两个RBC群体,从50~125fl区域有一个几乎两侧对称,较狭窄的正态分布曲线,主峰右侧分布在125~200fl区域的细胞,为大RBC和网织红细胞(Ret)。RBC体积大小发生变化,直方图峰可左移或右移,或出现双峰。

(三)正常血小板直方图

在2~30fl范围内分析血小板(PLT),正常PLT直方图时,呈左偏态分布,主要集中在2~15fl内,若标本中有大PLT或小RBC、聚集的PLT等干扰时,则直方图可异常,正常PLT直方图,见图1及图2。

(四)红细胞异常直方图的临床应用

不同原因引起的贫血可使RBC体积分布图形发生变化,结合其他参数对鉴别诊断有重要价值。

1.小细胞性贫血

(1)红细胞体积分布宽度(RDW)正常:RBC主峰左移,分布在55~100fl,顶峰在75fl处,基底较窄,为典型小细胞均一性图形,提示为小细胞低色素,见于轻型珠蛋白生成障碍性贫

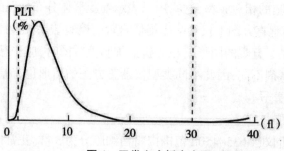

图1 正常血小板直方图(实验图)

血。血涂片 RBC 体积变小,大小一致。

(2)RDW 轻度增高:RBC 主峰左移,分布在 55~100fl,顶峰在 65fl 处。RDW 轻度增高,提示为小细胞低色素和细胞的不均一性,见于缺铁性贫血。血涂片 RBC 体积小,大小不一致。

(3)RDW 明显增高:RBC 显示两个细胞峰,小细胞峰明显左移,峰顶位于 50fl 处;较大细胞峰顶位于 90fl,基底较宽,提示小细胞低色素和不均一性。见于铁粒幼细胞性贫血,IDA 经治疗有效时也可出现类似图形。血涂片 RBC 偏小,明显大小不均。

(4)RDW 正常:RBC 主峰明显右移,主要分布在 75~130fl,顶峰位于 100fl 处,提示为大细胞性,见于溶血性贫血(HA)、白血病前期、再生障碍性贫血(AA)、巨幼红细胞性贫血(MegA)等。血涂片 RBC 体积较大,大小一致。

(5)RDW 轻度增高:RBC 峰明显右移,基底增宽,主峰分布在 75~150fl,峰顶约在 105fl 处,提示为大细胞,不均一性,见叶酸、维生素 B12 缺乏引起的 MegA。血涂片 RBC 体积明显增大,而且大小差异不明显。

(6)RDW 明显增高:RBC 峰明显右移,出现两个细胞峰,以 100fl 处细胞峰为主,提示大细胞不均一性贫血,见于 MegA 叶酸、维生素 B12 治疗初期,或 MegA 治疗反应有效时。血涂片中 RBC 体积明显增大,大小差异较明显。

2.正细胞性贫血

(1)RDW 正常:RBC 分布在 55~110fl,峰顶约在 88fl 处,为正常 RBC 分布直方图,见于慢性病、骨髓纤维化(MF)、骨髓发育不良、急性失血性贫血等。血涂片上 RBC 形态正常,大小一致。

(2)RDW 轻度增高:RBC 主群分布在 44~120fl,峰顶约在 80fl 处,提示 RBC 不均一性,见于血红蛋白(HGB)异常、MF 等。血涂片 RBC 体积正常,大小差异不明显。

(3)RDW 明显增高:RBC 主群分布在 40~150fl,峰顶约在 90fl 处,提示 RBC 分布不均一性,差异分布,见于早期或混合性营养不良。血涂片 RBC 体积大,大小差异明显。

(五)白细胞(WBC)异常直方图的临床应用

(1)异常直方图通常的含义:出现异常直方图时,常伴随相应部位的报警信号,如"H(high,高)"或"L(low,低)"等,分别提示检测结果高于或低于参考区间。①淋巴细胞峰左侧区域异常:可能有血小板凝集(PLTCLM)、大血小板(LPLT)、有核红细胞(NRBC)、未溶解细胞、蛋白质或脂类颗粒。②淋巴细胞峰与单核细胞区之间区域异常:可能有异型淋巴细胞、浆细胞、非典型细胞、原始细胞、嗜酸性粒细胞增多、嗜碱性粒细胞增多。③单核细胞区与中性粒细胞峰之间区域异常:可能有未成熟的中性粒细胞、异常细胞亚群、嗜酸性粒细胞增多。④中性粒细胞峰右侧区域异常:表示中性粒细胞绝对数增多。⑤出现多部位报警:表示同时存在两种或两种以上的异常。

(2)异常直方图临床应用:通过 WBC 直方图的变化,可评价血液中 WBC 群体的变化,但这种变化的细胞图并无特异性,某一类 WBC 的增多或减低均可使直方图产生相似的变化。虽然引起血液学变化的病因不同,细胞形态变化不一,但有的 WBC 直方图变化相似,因此,异常 WBC 直方图只能提示 WBC 分群之间比例变化或可能出现异常细胞,故要求用显微镜复查血涂片。①中性粒细胞比例增高(淋巴细胞相对减低):直方图显示淋巴细胞峰明显增大,中性粒细胞右侧区域异常,常见于各种原因引起的中性粒细胞增多、淋巴细胞减低症等。②中性粒细胞比例减低(淋巴细胞比例增高):直方图显示淋巴细胞峰明显增大,而中性粒细胞峰明显缩小,见于婴幼儿、再生障碍性贫血(AA)、中性粒细胞缺乏症、传染性淋巴细胞增多症(IL)、传染性单核细胞增多症(IM)、慢性淋巴细胞性白血病(CLL)等。③嗜酸性粒细胞或单核细胞增多:直方图显示在 98~132fl 区域内的细胞峰明显增高,并出现报警,提示淋巴细胞峰与单个核细胞之间的区域有异常,单个核细胞与中性粒细胞峰之间区域有异常,可能存在异型淋巴细胞、浆细胞、原始细胞、嗜酸性粒细胞、嗜碱性粒细胞等。④急性白血病:白血病细胞在某一区域出现高大细胞峰,同时有报警。WBC 总数明显增高,骨髓形态分类,原始和幼稚细胞增高。必须指出的是,不同类型的白血病可出现相似的直方图,同一标本用不同的仪器分析,其直方图也有所差异。⑤慢性白血病:治疗前 WBC 总数明显增高,在单个核细胞区和中性粒细胞区左侧范围有一高大的细胞峰,图形是呈一平台状;治疗后如疗效佳,WBC 总数减低,直方图可恢复正常;若发生急变,直方图又出现异常。

(六)血小板(PLT)异常直方图的临床应用

由于红细胞(RBC)与 PLT 的检测在同一通道,若标本中有大血小板(LPLT)或小 RBC、聚集的 PLT 等干扰时,则直方图可异常,见图2的实线。可根据图形的变化,了解 PLT 计数的准确性。

(1)RBC 碎片:可干扰 PLT 直方图。

(2)血小板凝集(PLTCLM):直方图显示峰左侧起点较高,离横坐标有 0.6cm,右侧在 20fl 处,离横坐标 0.4cm,与正常 PLT 直方图明显差异,提示 PLTCLM;在白细胞(WBC)直方图 35fl 处,可见一个小峰,血涂片上可见聚集成堆的 PLT。

(3)小 RBC 干扰:直方图显示峰的右侧离横坐标较高,呈脱尾状,提示 PLT 分布异常,平均红细胞体积(MCV)低于正常,血涂片可见较多小 RBC。MCV 和红细胞体积分布宽度(RDW)正常可排除小红细胞干扰。

(4)PLT 大小:直方图显示峰左移,平均血小板体积(MPV)偏小,提示为小 PLT,血涂片可见较多小 PLT。反之,直方图显示峰右移,提示为 LPLT,血涂片可见较多 LPLT。

(七)影响直方图变化的因素

(1)仪器因素:凡影响细胞脉冲大小的因素,都可以使直方图发生变化,除血细胞本身体积大小外,其他如仪器的阈值、孔电压和脉冲的增益等都与脉冲大小有关系。

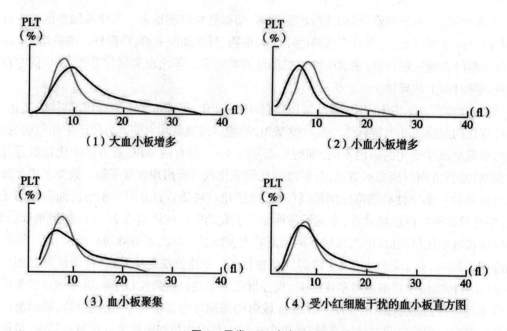

图 2 异常 PLT 直方图
图中虚线为正常直方图,实线为异常直方图

(2)试剂因素:不同试剂在细胞计数过程中的作用不同。如,稀释液的作用是在稀释血液的同时,也在一定时间内能保证细胞原有的体积不变,同时为细胞计数提供一个导电环境;溶血剂的主要作用是在测定血红蛋白(HGB)和白细胞(WBC)时,溶解红细胞(RBC),释放出HGB,并且与之结合成稳定的 HGB 衍生物,对 WBC 可使其胞质渗出,胞体收缩,便于 WBC 计数和分类。因此,试剂性能的好坏,可直接影响细胞直方图的变化。如稀释液的导电率、渗透压、离子强度;溶血剂的种类、浓度、用量和溶血时间,都会产生干扰使细胞直方图发生改变。

(3)操作人员技能因素:先进仪器的应用,必须有一套全面的质量管理措施,也必须有高素质的技术人员。因此,应注重对技术人员的素质培养。操作人员上岗前要仔细阅读随机手册,如对仪器的原理、操作规程、使用注意事项、异常报警含义、实验误差的因素及维护应有充分的了解。要求掌握国际血液学标准化委员会(ICSH)推荐的评价仪器性能的方法,注意全程质量控制,根据质量控制图的变化及时对仪器进行调试。测试后依据临床诊断、直方图变化及各项参数,确认无误方能发出报告。

第二节 血细胞形态学检查的临床应用

一、红细胞(RBC)形态学检查的临床应用

红细胞形态学检查指血液制成涂片,经 Wrights 或 Giemsa 染色后,在普通光学显微镜下对其红细胞大小、形态、染色等方面进行的观察。正常成熟的红细胞染淡红色或橘红色,呈双凹的圆盘状,向心性浅染,中心苍白,浅染区直径为红细胞直径(6~9μm)的1/3。在病理情况下,红细胞数和血红蛋白量的增多或减少,也可导致红细胞形态发生改变。这些改变与贫血

程度、贫血类型有关,对贫血诊断和分类都有一定参考价值。

(一)参考区间

Wright 染色血涂片正常成熟 RBC 形态:双凹圆盘形,细胞大小相似,直径为 6~9.5μm(平均为 7.2μm);淡粉红色,中央 1/3 为生理性淡染区;胞质内无异常结构。

(二)临床应用

1.RBC 体积改变

(1)RBC 大小不一:在分析贫血原因时,大 RBC 和小 RBC 等的描述主要是指细胞体积而不只是指直径大小。①小 RBC:是指直径小于 6μm 的 RBC,健康人偶见。血涂片中出现较多染色过浅的小 RBC,提示血红蛋白(HGB)合成障碍,见于缺铁性贫血(IDA)、珠蛋白生成障碍性贫血。而遗传性球形细胞增多症(HS)的小 RBC,其 HGB 充盈良好,生理性中心浅染区却消失。②大 RBC:是指直径大于 10μm 的 RBC。为未完全成熟的 RBC,体积较大,因残留脱氧核糖核酸,经 Wright 染色后而呈嗜多色性或含有嗜碱性点彩。常见于巨幼细胞性贫血(MegA),也可见于溶血性贫血(HA)、恶性贫血等。③巨 RBC:是指直径大于 15μm 的 RBC。最常见于叶酸及维生素 B12 缺乏所致的 MegA,偶见于肝脏疾病。由于缺乏上述因子,幼稚红细胞内 DNA 合成不足,不能按时分裂,当这种幼稚 RBC 脱核之后,便成为巨大的成熟 RBC。血涂片如同时存在分叶过多的中性粒细胞则更有助于诊断,最上缘最小者为正常 RBC。④RBC 大小不均:是指同一患者的 RBC 之间直径相差一倍以上。RBC 大者直径可达 12μm,小者直径仅为 2.5μm。常见于严重的增生性贫血,MegA 时尤为明显,可能与骨髓粗制滥造 RBC 有关,也可见于小 RBC 性贫血、大 RBC 性贫血以及 IDA 经铁治疗后,最上缘为正常 RBC。

2.RBC 内 HGB 含量改变

(1)正常色素性:RBC 着色的深浅取决于 HGB 含量的多少,含量多者着色深,含量少者着色淡。正常 RBC 在 Wright 染色的血涂片中为淡红色圆盘状,中央有生理性淡染区,通常称正常色素性。除见于健康人外,还见于急性失血、再生障碍性贫血(AA)和白血病等患者。

(2)低色素性:RBC 的生理性中心浅染区扩大,甚至有的 RBC 仅于其周边着色,中央不着色,成为环形 RBC,提示其 HGB 含量明显减少。常见于 IDA、珠蛋白生成障碍性贫血、铁粒幼细胞性贫血(SA)、某些血红蛋白病(Hb 病)。

(3)高色素性:RBC 中心淡染区消失,细胞着色较深,整个 RBC 均染成红色,而且胞体也大。其平均红细胞血红蛋白量(MCH)增高,而平均红细胞血红蛋白浓度(MCHC)多正常。最常见于 MegA。

(4)多色性:是刚脱核而尚未完全成熟的 RBC,故其细胞体积较大。由于胞质内尚存有少量嗜碱性物质(RNA),因而 RBC 被染成灰红色或淡灰蓝色。健康人外周血中此种细胞占 1% 左右。多色性 RBC 增多提示骨髓造 RBC 功能活跃,常见于增生性贫血,包括 HA、失血性贫血、MegA、IDA 等。

(5)细胞着色不一:指同一血涂片中,同时出现低色素性和正常色素性两种形态细胞,有时又称双形性贫血,多见于铁粒幼红细胞性贫血。

3.RBC 形状改变

(1)球形 RBC:该 RBC 在血液中为球形,而在涂片上则显示细胞中心着色深浓,体积较小,有球形之立体感。其主要变化为细胞厚径加大,使细胞的直径与厚度之比减少至 2.4:1 或更小(参考区间为 3.4:1)。球形细胞的气体交换功能较正常 RBC 为弱,且容易招致破坏和溶解。主要见于遗传性和获得性球形细胞增多症,如自身免疫溶血性贫血(AIHA)、异常血红蛋白病(如 HbS 及 HbS 病),或直接理化损伤(如烧伤)等。

(2)椭圆形 RBC:RBC 呈椭圆形、杆形,两端钝圆,长轴增大,短轴缩短。长度可大于宽度 3~4 倍,最大直径可达 12.5μm,横径可为 2.5μm。这种 RBC 生存时间一般正常,有时可缩短,但 HGB 并无异常。其形成机制可能与遗传所致的细胞膜异常基因有关,因为细胞只有成熟后才会呈现椭圆形,且将此种 RBC 置于高渗、等渗、低渗溶液或健康人血清内,其椭圆形保持不变,而幼红细胞,即使是网织红细胞(Ret),均不呈椭圆形。见于遗传性椭圆形细胞增多症(HE),可达 25%(有诊断意义),甚至高达 75%;大细胞性贫血可达 25%;偶见于 IDA、MegA、骨髓纤维化(MF)、遗传性镰形细胞性贫血(HSA)。健康人血液中约占 1%,但不超过 15%。

(3)靶形 RBC(target cell):RBC 中心部位染色较深,其外围为苍白区域,而细胞边缘又深染,形如射击之靶。有的中心深染区呈向 RBC 边缘延伸的半岛状或柄状而成为不典型的靶形细胞。靶形细胞直径可比正常 RBC 大,但厚度变薄,因此体积可正常。近来研究证明,此种细胞的出现主要是由于 RBC 内 HGB 的化学成分发生变异,以及铁代谢异常所致。其形成过程是:RBC 中的 HGB 首先溶解成一镰状或弓形空白区,其后弓形空白区的两端继续向内弯曲延伸,以至连接成一环形透明带。此种细胞的生存时间仅为正常 RBC 的一半或更短。常见于各种低色素性贫血,尤见于珠蛋白生成障碍性贫血、血红蛋白 C 病(HbC 病),也见于阻塞性黄疸、脾切除后状态。应注意与血涂片制作中未及时固定而引起的 RBC 形态改变相区别。

(4)口形细胞:RBC 中央有裂缝,中心苍白区呈扁平状,颇似张开的口形或鱼口。此种 RBC 有膜异常,使 Na^+ 透过性增加,细胞膜变硬,因而脆性增加,致使细胞生存时间缩短。常见于口形红细胞增多症(HSt,也称遗传性干燥细胞增多症"xerocytosis"),小儿消化系统疾患引起的贫血,也可见于乙醇中毒、某些 HA 及肝病患者等。

(5)镰形 RBC:RBC 外形呈镰刀状、线条状,或呈 L、S、V 形等。主要原因是含有的异常血红蛋白 S(HbS)的 RBC,在缺氧情况下溶解度降低,形成长形或尖形的结晶体,使细胞膜发生变形。因此,检查镰形细胞需将血液制成湿片,然后加入还原剂如偏亚硫酸钠后观察。普通血涂片中呈现的镰形 RBC 可能是在脾、骨髓或其他脏器的毛细血管中因缺氧而致变形的 RBC。镰形细胞贫血(含 HbS-S、HbS-C)和镰形细胞特性(含 HbA-S)的血液标本,在缺氧的条件下,可有大量镰形细胞。

(6)棘形 RBC:RBC 表面有针尖状突起,其间距不规则,突起的长度和宽度可不一。多见于遗传性或获得性 β-脂蛋白缺乏症(Bassen-Kornzweig 综合征),可高达 70%~80%;也可见于脾切除后、酒精中毒性肝脏疾病、尿毒症。棘形 RBC 应与皱缩 RBC 区别,也称锯齿状 RBC,可因制片不当、高渗等原因引起,RBC 周边呈锯齿状,排列紧密、大小相等,外端较尖。

(7)新月形红细胞:RBC 残缺不全,体积大,状如新月形,直径约 20μm。此种 RBC 着色极淡,必须仔细辨认,否则不易发现。在蒸馏水试验时出现此种细胞是由于 RBC 内渗透压高,将水分吸入使细胞体积胀大,又在涂片时细胞被推破所致。见于某些 HA,如阵发性睡眠性血红蛋白尿症(PNH)等,膜结构异常而致红细胞脆性较正常细胞发生改变。健康人血涂片上不见此种细胞。

(8)泪滴形红细胞:成熟 RBC 形如泪滴样或梨状。其形成机制尚无定论,可能是由于细胞内含 Heinz 小体或包涵体所致;或是 RBC 膜的某一点被粘连而拉长之故,被拉长的细胞可长可短。多色性 RBC 亦可有此形状者。多见于贫血、骨髓纤维化(MF)时,偶见于健康人。

(9)缗钱状形成:当血浆中的某些蛋白,尤其是纤维蛋白原和球蛋白增高时,可促使 RBC 表面电荷发生改变,Zeta 电势降低,而使其互相连接如缗钱状,故而得名。

(10)裂红细胞:为 RBC 碎片或不完整的 RBC。大小不一,外形不规则,有各种形态如刺形、盔形、三角形、扭转形等。此系 RBC 通过因阻塞而致管腔狭小的微血管所致,见于弥散性血管内凝血(DIC)、微血管病性溶血性贫血、重型珠蛋白生成障碍性贫血、MegA、严重烧伤。健康人血涂片中裂片细胞小于 2%。

(11)红细胞形态不整:指 RBC 形态发生各种明显改变的情况,出现不规则的奇异形状,如豆状、梨形、蝌蚪状、麦粒状和棍棒形等。此种细胞在某些感染或严重贫血时多见,最常见于 MegA。异形 RBC 产生的原因尚未明,有人认为是化学因素,尤其是磷脂酰胆碱、胆固醇和丙氨酸等对 RBC 的形态有影响,亦有人认为是物理因素所致。

(12)有核红细胞(NRBC):即幼稚红细胞。正常时,一周之内婴幼儿血涂片中可见到少量有核红细胞(NRBC),而成人 NRBC 均存于骨髓之中,如见于外周血涂片则为病理现象。见于 HA、急慢性白血病(AL)、原发性骨髓纤维化症(MF)、骨髓增生异常综合征(MDS)、恶性肿瘤骨髓转移、骨髓外造血及严重缺氧等。①溶血性贫血(HA),最常见于严重的 HA、新生儿 HA、自身免疫性溶血性贫血(AIHA)、MegA。因 RBC 大量破坏,机体相对缺氧,导致促红细胞生成素(Epo)水平增高,骨髓红系增生,除了网织红细胞(Ret)大量进入血液外,一些幼稚红细胞提前释放入血液,此种现象说明骨髓有良好的调节功能。②造血系统恶性疾患或骨髓转移性肿瘤,见于各种急、慢性白血病及红白血病。由于骨髓中大量白血病细胞充斥而排挤释放幼红细胞,也可因髓外造血缺乏控制能力所致,NRBC 以中、晚幼红细胞为主。在红白血病时,则可见到更早阶段的 RBC,且伴有形态上有巨幼样变及其他畸变的 NRBC。③慢性骨髓增生性疾病,尤其是 MF,周围血涂片可阶段性出现 NRBC,作为涂片中最显著的变化,源于髓外造血和纤维化变化的骨髓。④脾切除后,骨髓结构正常时,仅有个别的 NRBC 可能到达髓窦,并由此进入周围血液,通常立刻被脾脏扣留。脾切除后,无此约束,因此血涂片中常可见到少量 NRBC。

4.RBC 内出现异常结构

(1)嗜碱性点彩红细胞:简称点彩 RBC,指在 Wright 染色条件下,成熟 RBC 或幼 RBC 的胞质内出现形态不一的蓝色点状物,即核糖核酸(RNA),属于未完全成熟 RBC,其颗粒大小不一、多少不等。其可能的原因有两种:①重金属损伤细胞膜,使嗜碱性物质凝集;②嗜碱性物质变性。近来有人证明,此是 HGB 合成过程中,原卟啉与亚铁结合受阻之故,其中以铅的作用最为明显,所以在铅中毒时,此种细胞明显增加,常作为铅中毒诊断筛选指标。在其他各类贫血中,亦可见到点彩 RBC,其增加常表示骨髓造血旺盛或有紊乱现象。健康人血涂片中很少见到嗜碱性点彩 RBC(1/10 000)。

(2)豪焦小体:又称为染色质小体。成熟 RBC 或幼红细胞的胞质内含有一个或多个不等、直径为 1~2μm 的暗紫红色圆形小体。已证实此小体为核碎裂或溶解后所剩残余部分。可见于脾切除术后、无脾症、脾萎缩、脾功能低下、红白血病、HA、MegA、恶性贫血等,在 MegA 时,更易见到。

(3)卡波环(Cabot ring):在嗜多色性或碱性点彩 RBC 的胞质中出现的紫红色细线圈状结构,呈环形或"8"字形,其来源及性质未明。有人认为是核膜的残余物,出现此环表示核分裂异常;也有人认为是纺锤体的残余物质(电镜下可见此时形成纺锤体的微细管着色点异常);现认为可能是胞质中脂蛋白变性所致,常与豪焦小体同时存在,主要见于 MegA、HA、恶性贫血、铅中毒等。特殊卡波环形态有下列几种:①双卡波环,多为大环套小环,也可有双"8"字形环;②重叠环,有的为环状体大部分重叠环,也可双环重叠点彩颗粒和豪焦小体;③三环,环状体绕成三个环;④异形环,为多种形态不一的环状体;⑤多层状,有的为多层次环中套环,也有为多层次的环状体伴有豪焦小体。常见形态的卡波环主要见于 MegA、HA、铅中毒或脾切除后。特殊形态的卡波环多见于恶性血液病,如红白血病。

(4)寄生虫:当患者感染疟原虫、微丝蚴、杜利什曼原虫等时,可见 RBC 胞质内相应的病原体。

二、白细胞(WBC)形态学检查的临床应用

白细胞形态分析是病理性血样标本必不可少的初步检查手段,是反映骨髓造血状态及血液病和其他疾病的橱窗,是检查与观察疾病的重要指标。

1.中性粒细胞改变

(1)中性粒细胞的毒性变化:在严重传染病、化脓性感染、中毒、恶性肿瘤、大面积烧伤等病理情况下,中性粒细胞可有下列形态改变。①大小不均:在某些病理情况如病程较长的化脓性炎症时,可见中性粒细胞大小悬殊,这可能是在内毒素等作用下,骨髓内中性粒细胞的前期细胞发生顿挫性不规则分裂的后果。②中毒颗粒:比正常中性颗粒粗大,大小不等,分布不均匀,染色较深,呈黑色或紫黑色。有时颗粒很粗大,与嗜碱性粒细胞易混淆;有时又小而稀少,散杂在正常中性颗粒之中。中毒颗粒为 2~3 个嗜天青颗粒的融合,可能为细胞摄取细菌或血浆蛋白后发生变性,也可能是自噬体。含中毒颗粒的中性粒细胞应与嗜碱性粒细胞区别,其要点是:嗜碱性粒细胞核较少分叶,染色较浅,颗粒较大,大小不均,着色更深,细胞边缘处常分布较多,可分布于核上,胞质中常可见小空泡;在血涂片染色偏碱或染色时间过长时,易将中性颗粒误认为中毒颗粒,但只要注意观察各种细胞的染色情况,则不难区别。③空泡:可为单个,但常为多个。大小不等,亦可在核中出现。被认为是细胞脂肪变性或颗粒缺失,提示细胞发生吞噬现象。④Döhle 小体:是中性粒细胞胞质因毒性变而保留的嗜碱性区域。呈圆形、梨形或云雾状,界限不清,染成灰蓝色,直径为 1~2μm,是胞质局部不成熟,即核与胞质发育不平衡的表现,其核糖体与内质网膜的结合,这类细胞游走能力差。Döhle 小体亦可见于单核细胞中,意义相同。常见于严重感染,如猩红热、白喉、肺炎、麻疹、败血症、烧伤等。⑤退行性变:常见者有胞体肿大、结构模糊、边缘不清晰、核固缩、核肿胀和核溶解(染色质模糊、疏松)等。如胞质破裂后消失,只剩胞膜,则成裸核或篮状细胞。退行性变亦可见于衰老细胞,但在正常情况下为数极少。⑥上述变化反映了细胞损伤的程度,它可以单独出现,也可同时

出现。如轻度时出现一些中毒颗粒;随着细胞受损程度的加重,中毒颗粒更加粗大而增多,可几乎遍及每个中性粒细胞,此时并常伴有空泡形成及核变性甚至胞质的破裂。观察中性粒细胞的毒性变化,对估计疾病的预后有一定帮助。⑦毒性指数:是计算含有中毒颗粒的细胞数与所计数的中性粒细胞(100个或200个)的比例,即:毒性指数=有中毒颗粒的中性粒细胞数/所计数的中性粒细胞数。

毒性指数:1为极度,指示病情严重;0.75为重度;0.5为中度;<0.25为轻度。临床检验工作中常用毒性指数来了解病情进展情况,估计预后。

(2)巨多分叶核中性粒细胞:这种细胞的体积较大,细胞直径达16~25μm,核分叶常在5叶以上,甚至在10叶以上,核染色质疏松。常见于MegA、抗代谢药物治疗后。

(3)棒状小体(Auer body):在Wright或Giemsa染色的血涂片中,WBC胞质中出现呈紫红色细杆状物质,长为1~6μm,一条或数条不定,称为棒状小体。这种棒状小体只出现在白血病细胞中,故见到棒状小体就可确诊为急性白血病(AL)。棒状小体在急性粒细胞白血病的幼稚粒细胞胞质中较为多见,呈粗短棒状,常为1~2条;在颗粒增多的早幼粒细胞白血病(M3)中,则可见数条至数十条成束的棒状小体;急性单核细胞白血病(AMOL)的幼稚单核细胞中也可出现,常为一条且细而长的棒状小体,而在急性淋巴细胞白血病(ALL)中则不出现棒状小体,故棒状小体对急性白血病的诊断以及白血病细胞类型的鉴别有重要参考价值。

(4)其他异常形态粒细胞:多与遗传性疾病有关。①Pelger-Huet畸形:常为杆状或分2叶(其间难成细丝),呈肾形或哑铃形;染色质聚集成小块或条索网状,其间有空白间隙;表现为成熟中性粒细胞核分叶能力减退。为常染色体显性遗传性异常,一般无临床症状,但也可继发于某些严重感染、白血病、骨髓增生异常综合征(MDS)、肿瘤转移和某些药物(如秋水仙胺、磺基二甲基异噁唑)治疗后。②May-Hegglin畸形:患者粒细胞终身含有淡蓝色包涵体。实验证明,这种包涵体与前述常见于严重感染、中毒等所见D?hle小体相同,但常较大而圆。除中性粒细胞外,其他粒细胞甚至巨核细胞内亦可见到。③Alder-Reilly畸形:其特点是在中性粒细胞中含巨大深染的嗜天青颗粒,染深紫色。此异常颗粒与中毒颗粒的区别是:颗粒较大,不伴有WBC数增高、核左移和空泡等其他毒性变化。患者常伴有脂肪软骨营养不良或遗传性黏多糖代谢障碍。类似颗粒亦可见于其他WBC中。④Chediak-Higashi畸形:在Chediak-Higash综合征患者骨髓和血液各期粒细胞中,一般全部中性粒细胞均含有1~15个直径为2~5μm的包涵体,即异常巨大的灰褐色、蓝紫色或紫红色颗粒,圆形、椭圆形或不规则形。电镜观察和细胞化学显示,巨大颗粒为异常溶酶体。此异常颗粒也偶见于单核细胞、淋巴细胞中,淋巴细胞多为一个巨大(直径为1~3μm)呈紫红色嗜天青颗粒。患者容易感染,常伴白化病,为常染色体隐性遗传。家族中常有近亲婚配史,男女两性均可发病。

2.淋巴细胞改变

(1)异型淋巴细胞:也称不典型淋巴细胞或Downey细胞,病毒性感染等或在过敏原刺激下,可使淋巴细胞增生,并出现某些形态学变化,称为异型淋巴细胞。见于传染性单核细胞增多症(IM,异型淋巴细胞超过20%具有诊断价值)、巨细胞病毒感染、流行性出血热、甲型病毒性肝炎、风疹、Echo病毒感染、腺病毒感染、水痘、单纯疱疹、带状疱疹、流行性腮腺炎、病毒性脑膜炎、艾滋病等病毒感染性疾病;少数细菌感染如布氏杆菌病、结核;原虫感染如弓形虫病、疟疾;药物过敏如对氨基水杨酸、苯妥英钠、氨苯砜、酚噻嗪;其他如血清病、肺炎支原体感染、梅毒、系统性红斑狼疮、霍奇金氏病及潜在感染的健康幼儿。Downey按形态特征将其分为3型:

Ⅰ型(空泡型,浆细胞型):最多见。胞体比正常淋巴细胞稍大,多为圆形、椅圆形或不规则形。核圆形、肾形或分叶状,常偏位。染色质粗糙,呈粗网状或小块状,排列不规则。胞质丰富,染深蓝色,含空泡或呈泡沫状。

Ⅱ型(不规则型,单核细胞型):胞体较大,外形常不规则,多数可有伪足。核形状及结构与Ⅰ型相同或更不规则,染色质较粗糙致密。胞质丰富,染淡蓝或灰蓝色,有透明感,边缘处着色较深,一般无空泡,可有少数嗜天青颗粒。

Ⅲ型(幼稚型):胞体较大,核圆形或卵圆形。染色质细致呈网状排列,可见1~2个核仁。胞质深蓝色,可有少数空泡。

近年来免疫学研究认为,异型淋巴细胞多为T淋巴细胞。其形态变异系增生亢进,甚至发生母细胞化的结果。

(2)放射线损伤后淋巴细胞形态变化:淋巴细胞是WBC中对电离辐射最敏感的细胞。人体遭受较小剂量的电离辐射之后,虽未出现明显临床症状,但血液中淋巴细胞的数量却已显著减低。若经较大剂量照射后,淋巴细胞迅速减低,剂量越大,减低得越严重,以致衰竭。与此同时受损伤的淋巴细胞还出现形态学改变,如核固缩、核破碎、双核的淋巴细胞以及含有卫星核的淋巴细胞。后者是指胞质中主核之旁出现小核也称微核,是放射线损伤后较为特殊的所见。

(3)淋巴细胞性白血病时形态学变化:在急、慢性淋巴细胞白血病时,不但出现各阶段的原幼细胞,而且处于各分化阶段的白血病细胞都有特殊的形态学变化。

3.浆细胞改变

正常浆细胞直径为8~9μm,胞核圆,偏位,染色质粗块状,呈车轮状或龟背状排列;胞质灰蓝色、浆紫色,有泡沫状空泡,无颗粒。浆细胞为B淋巴细胞经抗原刺激后转化而形成,周围血中一般甚少见或无;如外周血出现浆细胞,可见于传染性单核细胞增多症、肾综合征出血热、弓形虫病、梅毒和结核病等。在一些特殊疾病中可发现异常形态的浆细胞。

(1)Mott细胞(Mott cell):浆细胞内充满大小不等、直径为2~3μm蓝紫色球体,呈桑葚样,可能为核蛋白体凝集物被溶解后形成空泡状。常见于反应性浆细胞增多症、疟疾、黑热病及MM。

(2)火焰状浆细胞:体大,胞质红染,边缘呈火焰状,因内质网充满球蛋白所致。可见于IgA型多发性骨髓瘤(MM)。

(3)Russell小体:浆细胞内有数目不等、大小不一、直径为2~3μm的红色小圆球。空泡变性原因之一可能是黏蛋白凝集物或是内质网分泌球蛋白受阻。见于MM、伤寒、疟疾、黑热病等。

(4)类Auer小体:可见于多发性骨髓瘤细胞内。

4.WBC形态检查的临床应用

(1)诊断:WBC形态的检查必须结合临床其他常用检查、特殊检查等综合进行分析,才能迅速、有效、准确地对疾病做出诊断。例如血涂片中发现原始、幼稚WBC这一血象,常是诊断白血病的重要依据;若见 WBC 计数明显增高($100×10^9$/L 以上),再结合骨髓检查,见白血病细胞明显或极度增生、相应的组织化学染色等为阳性,则可确诊急性白血病,还能做出白血病分型的诊断;若在 WBC 胞质中见到棒状小体,则是确诊为急性白血病的又一有力的佐证。

(2)鉴别诊断:当血液分析仪检查显示细胞计数异常或 WBC 分类计数异常时,作血细胞形态检查对于鉴别某些疾病有重要意义。例如,作 WBC 分类计数时淋巴细胞比率和绝对数增高,结合临床表现,怀疑病毒性感染,作进一步血涂片细胞形态学分析,若见异型淋巴细胞明显增高,且超过标准 10% 以上,则支持 IM 的诊断;当异型淋巴细胞比率<10%,则可考虑其他病毒感染性疾病的诊断;同时,还应观察异型淋巴细胞的细胞核和细胞质的特点,如为幼稚细胞型异型淋巴细胞,应排除恶性增生的急性白血病的血象,后者的原始或幼稚淋巴细胞染色质有恶性变,而病毒性感染是反应性淋巴细胞增多,异型淋巴细胞的核染色质无恶性变。

(3)治疗监测与预后判断:①急性白血病:初次治疗目的是诱导完全缓解,即白血病细胞减低到常规方法不可察觉的水平,此时骨髓和血涂片上均不应出现白血病细胞,如若持续出现,提示急性白血病未能完全缓解,需进一步查找原因;常见原因有白血病耐药性或伴细菌性感染加重等。②急性感染:尤其是化脓菌引起的疾病,常伴有中性粒细胞核左移和中毒性改变,核左移对评估病情严重程度和机体反应能力具有一定的价值。一般核左移与感染程度和机体抵抗力成正比,此时 WBC 总数通常增高;若 WBC 总数不增高或反而降低,则核左移说明骨髓造血功能减低,粒细胞成熟受阻,机体反应低下,这种情况常见于伤寒、败血症等严重感染的疾病;核右移是造血功能衰退或造血物质缺乏所致,若在疾病过程中突然出现核右移,则提示预后不良。

第三节 其他贫血检验指标的临床应用

当人体外周血中红细胞(RBC)比容(HCT)减少,血红蛋白(HGB)低于参考区间下限,表现的一种临床症状称为贫血,临床上常用检测 HGB 浓度来表示。在我国海平面地区,成年男性 HGB<120g/L,成年女性(非妊娠)HGB<110g/L,孕妇<100g/L 可诊断为贫血。久居高原地区居民的 HGB 参考区间较海平面居民为高,妊娠、低蛋白血症、充血性心力衰竭、脾肿大及巨球蛋白血症时,血浆容量增加,此时即使 RBC 总容量是正常的,但因血液被稀释,HGB 浓度降低,容易被误诊为贫血;在脱水或失血等循环血容量减少时,由于血液浓缩,即使 RBC 容量偏低,但因 HGB 浓度增高,贫血易误诊。

造成贫血的原因有多种:缺铁、出血、溶血、造血功能障碍等。

一、网织红细胞计数(Ret 或 RC)

网织红细胞计数是晚幼红细胞脱核后,在骨髓内停滞,进一步成熟而进入外周血循环。因此在骨髓内多为 Ⅰ、Ⅱ 型网织红细胞而在外周血中多为 Ⅲ、Ⅳ 型网织红细胞(详见网织红细胞条)。网织红细胞的计数可以帮助了解骨髓红系造血的情况及评估多种贫血治疗疗效的早期指标。计数网织红细胞有两种方法,即百分数和绝对值。正常人网织红细胞百分数为 0.5%~1.5%;百分数是相对计数,不够精确,优点是方便、快捷。

正常网织红细胞绝对值的计算方法为:计数值=[网织红细胞(%)×红细胞计数($×10^{12}$/L)]/

100,正常值(24~84)×10⁹/L。

(一)参考区间

健康成人:0.5%~1.5%或绝对数$(24~84)×10^9/L$;3个月内的婴儿:2%~6%或绝对数$(144~336)×10^9/L$;新生儿:3%~6%;儿童:0.5%~1.5%。

(二)临床应用

Ret数值可反映骨髓造血系统的功能状态,亦可作为贫血治疗疗效观察的指标。

1.判断骨髓红细胞造血情况

(1)增高:①骨髓红细胞增生旺盛时,主要见于各种增生性贫血,如HA、IDA、MegA等,HA患者显著增高。急性失血后Ret一过性增多,1周左右达高峰,2周后恢复正常。②贫血(如IDA、MegA、AA等)有效治疗后,Ret的增加先于RBC和HGB。③骨髓移植和白血病化疗后,Ret增多是造血功能恢复的早期指标。

(2)减少:常见于AA等骨髓增生低下性疾病。Ret绝对数低于$15×10^9/L$是再生障碍性贫血的诊断标准之一。

2.观察贫血疗效

Ret是贫血患者随访观察的检验项目之一。IDA、MegA、AA等治疗中,如果Ret升高,提示骨髓增生功能良好,表明治疗有效;若Ret不增高,则表明治疗无效。

3.Ret相关参数的意义

(1)低荧光强度网织红细胞(LFR)和高荧光强度网织红细胞(HFR):可作为贫血鉴别诊断的初筛实验,如HA时,Ret、LFR和HFR明显升高;肾性贫血患者,HFR增高,LFR降低,Ret不增高。

(2)Ret成熟指数(RMI):与贫血严重程度呈正相关。①增高见于HA、原发性血小板减少性紫癜(ITP)、急性白血病(AL)、慢性淋巴细胞白血病(CLL)、真性红细胞增多症(PV)、AA和多发性骨髓瘤(MM)。②降低通常与骨髓衰竭或无效造血有关,如MegA。

(3)中荧光强度网织红细胞(MFR)+HFR:MFR+HFR称为未成熟Ret比率(IRF),其增高是估计骨髓移植后造血恢复的早期指标。

二、红细胞渗透脆性试验(ROFT)

红细胞渗透脆性试验主要用于检查红细胞膜渗透性改变的疾病,如常见的遗传性球形红细胞增多症。其原理是测定红细胞在不同的低渗盐水溶液内开始溶血到完全溶血时的盐水界限浓度。也就是说将红细胞悬浮于不同浓度的低渗盐水中,由于红细胞内液渗透压较大,水分子向膜内渗透致使红细胞肿胀、破裂。红细胞对低溶盐水的抵抗能力与其表面积/体积比值有关,比值小者抵抗力较小(渗透脆性增加);反之抵抗力增大。如遗传性球形红细胞增多症患者的球形红细胞失去正常红细胞的双凹盘形形态及功能,使细胞膜表面积减少,膜表面积/体积比值变小,渗透脆性增加,对低渗盐水的抵抗力变小,少量低渗盐水进入细胞内即发生胀破,表现为临床溶血。

1.参考区间

开始溶血:4.2~4.6g/L NaCl溶液 71.8~78.6mmol/L。

完全溶血:2.8~3.3g/L NaCl溶液 47.9~54.7mmol/L。

2.临床应用

(1)脆性增加:见于遗传性球形红细胞增多症(HS)、遗传性椭圆形红细胞增多症(HE)、自身免疫性溶血性贫血(AIHA)伴继发性球形红细胞增多者、CLL等。

(2)脆性降低:见于珠蛋白生成障碍性贫血、IDA、血红蛋白病(HbC、HbD、HbE等)、低色素性贫血、PV、肝脏疾病、脾功能亢进、脾切除术后、阻塞性黄疸、叶酸及维生素B_6缺乏症等。

三、红细胞自身溶血及其纠正试验(ACT)

机体自身血清使红细胞溶解的一种现象。正常红细胞开始溶血时的盐水浓度为0.42%~0.46%,完全溶血时的盐水浓度为0.28%~0.32%。而遗传性球形红细胞增多症患者大多数开始溶血时的盐水浓度为0.54%~0.58%,完全溶血时的盐水浓度为0.40%。在自身免疫性溶血性贫血发作时,由于球形红细胞增多也会有红细胞渗透性增加,但不会超过0.45%(开始溶血)及0.40%(完全溶血)。

1.参考区间

健康成人为阴性;健康人RBC在无菌条件下经孵育48h后,溶血率很低,一般<4.0%,加葡萄糖或ATP后,溶血率更低,通常<0.6%。而孵育24h时一般不溶血或极微溶血。

2.临床应用

(1)主要用于鉴别诊断先天性和后天性球形红细胞增多症,前者自身溶血率增加,加入葡萄糖或ATP后明显纠正。

(2)红细胞葡萄糖-6-磷酸脱氢酶缺乏症(先天性非球形细胞溶血性贫血Ⅰ型)患者溶血率增加,可被葡萄糖纠正。

(3)丙酮酸激酶缺乏症(先天性非球形细胞溶血性贫血Ⅱ型)病人自身溶血率明显增加,可被ATP纠正,但不能被葡萄糖纠正。

(4)阵发性睡眠性血红蛋白尿症(PNH)、AIHA和药物性溶血等均不能被葡萄糖纠正。

四、红细胞葡萄糖-6-磷酸脱氢酶(G-6-PD)活性

葡萄糖-6-磷酸脱氢酶(G-6-PD)活性测定用于诊断G-6-PD缺乏症。在红细胞代谢过程中6-磷酸葡萄糖转变为6-磷酸葡萄糖酸时需要G-6-PD的催化,在其反应中尼克酰胺腺嘌呤二核苷酸磷酸(NADP)还原生成还原型尼克酰胺腺嘌呤二核苷酸(NADPH)。通过测定$NADP^+$还原为NADPH的速率,可换算出G-6-PD的活性。

红细胞酶活性的计算方法:以每克血红蛋白含多少酶活性单位表示红细胞酶活性。

$$E=100×\Delta A×Vc/Hb×6.22×VH (IU/gHb)$$

ΔA-在340nm中每分钟的吸光度变化;Vc-测定体系的总体积;VH-加入的溶血素的量;6.22-1mmol的NAPDH(或NADH)在340nm的吸光度值;Hb-溶血素的血红蛋白浓度。

1.参考区间

健康成人,红细胞G-6-PD活性为(比色法):8~18U/gHb;荧光斑点法:有强荧光点。

2.临床应用

(1)G-6-PD活性明显减低见于G-6-PD缺陷患者,杂合子或某些G-6-PD变异者G-6-PD活性轻中度降低。此试验可作为G-6-PD缺陷患者较特异的筛选试验。

(2)药物反应(如伯氨喹、磺胺吡啶、乙酰苯胺等)、蚕豆病及严重感染时,G-6-PD活性可

有不同程度降低。

五、高铁血红蛋白(MHb)还原试验

高铁血红蛋白还原试验是用于测定葡萄糖-6-磷酸脱氢酶(G-6-PD)活性,以诊断G-6-PD缺乏症的一种方法。其试验原理是亚硝酸盐作用于红细胞时,可使红细胞内的血红蛋白变成高铁血红蛋白(MHb,褐色),MHb在NADPH作用下通过亚甲兰的递氢作用还原为亚铁血红蛋白(红色)。G-6-PD缺乏患者的红细胞由于NADPH生成减少或缺乏,MHb不被还原或还原速度显著减慢,红细胞仍保持MHb的褐色。正常人应呈现红色。试验结果的观察是加入反应剂并经4h的温浴后,通过颜色的变化及应用比色计比色来反映红细胞G-6-PD的活性。

(1)参考区间:光电比色法:高铁血红蛋白还原率应≥75%;目测法:健康成人阴性。

(2)临床应用:本试验主要用于G-6-PD缺乏症的诊断,阳性或高铁血红蛋白还原率减低:见于G-6-PD缺陷症,可作为该病的筛选试验。高铁血红蛋白还原率明显降低主要见于G-6-PD缺乏患者(隐性遗传),高铁血红蛋白还原率明显下降,纯合子常在30%以下,杂合子则为中间值,多在31%~74%,比如蚕豆病和伯氨喹啉型药物溶血性贫血。

六、丙酮酸激酶(PK)活性

丙酮酸激酶(PK)活性试验主要用于诊断丙酮酸激酶缺乏症。其原理是:NADH在340nm中有一吸收峰,反应过程中NADH氧化引起的吸光度的降低,可在340nm波长中测出,测定单位时间NADP减少的量可反映丙酮酸激酶活性。丙酮酸激酶是一变构酶,在低磷酸烯醇丙酮酸(PEP)浓度时,丙酮酸激酶活性可被微量的果糖-1,6-二磷酸(FDP)刺激而增加,因此,应用低PEP浓度及加入微量FDP刺激,观察其反应,有助于对在高PEP浓度时酶活性近于正常的丙酮酸激酶变异型的诊断。

(1)参考区间:荧光斑点法:健康人标本的荧光在25min内消失,第一点可见明亮的荧光,第二点荧光消失。光电比色法:健康成人酶活性为15.0±1.99U/gHb。

(2)临床应用:减低主要见于遗传性丙酮酸激酶缺陷症患者;粒细胞白血病、MDS、AA等某些继发性丙酮酸激酶缺陷症患者,红细胞丙酮酸激酶活性也可有不同程度的降低。

七、酸溶血试验(Ham)

酸溶血试验(又称Ham试验)主要用于诊断阵发性睡眠性血红蛋白尿症(PNH)。其原理是:正常人红细胞与其自身酸化的血清混合,并孵育1h,不会发生溶血现象;而PNH患者红细胞膜结构异常对补体敏感,补体常在酸性环境下被致敏,溶血效应更为敏感,从而产生溶血现象。根据此原理,在实验室中,将被检患者红细胞置于酸化(pH6.4~6.5)的正常AB型血清或与患者同型的血清中,于37℃水浴温育1h。同时取正常人血清及红细胞作为对照,判断各实验管中溶血情况,有溶血则酸溶血试验为阳性结果。

(1)参考区间:健康人为阴性。

(2)临床应用:酸溶血试验阳性主要见于PNH,明显的遗传性球形红细胞增多症、严重的AIHA患者也可呈阳性。RBC生成障碍性贫血可有酸溶血试验阳性。溶血的原因是因为在酸化血清情况下,多数RBC膜上有与抗原和补体相结合的IgM抗体。

八、蔗糖水溶血试验(SHT)

蔗糖水溶血试验是一种血液学实验诊断方法。一般应用定性试验。阵发性睡眠性血红蛋

白尿病人的红细胞膜结构异常,有补体存在时容易破坏溶血。或因温育加强了补体与红细胞膜的结合,红细胞对补体损害的敏感度增加,细胞膜产生小洞,使蔗糖进入细胞内导致溶血,或由于血红蛋白的渗出而引起溶血。蔗糖加蒸馏水制成糖水,PH 为 7.4,取病人血(抗凝)0.5毫升,加糖水 4.5 毫升混匀,然后置 37℃温育半小时,离心沉淀观察有无溶血现象。当上清液呈红色时为阳性,上清液无色透明为阴性。本试验在阵发性睡眠性血红蛋白尿病人为阳性,正常人和其他溶血性疾病时一般为阴性。

(1)参考区间:定性试验健康人为阴性;定量试验健康人无溶血,第一管溶血率<5%。

(2)临床应用:蔗糖溶血试验阳性主要见于阵发性睡眠性血红蛋白尿症(PNH),且较酸溶血试验敏感,但特异性不强。AIHA、MegA、AA、遗传性球形红细胞增多症(HS)、白血病、骨髓硬化时也可呈轻度阳性。此试验是 PNH 的重要过筛试验,阴性可排除 PNH,阳性应再做酸溶血试验证实。

九、抗人球蛋白试验(AGT)

抗人球蛋白试验(又称"Coombs 试验")。检查不完全抗体的方法。用人血清球蛋白免疫动物所获得的抗人球蛋白血清作为"联结物"。当把此种抗人球蛋白血清加到致敏红细胞的盐水悬液中之后,抗球蛋白抗体通过与红细胞表面的不完全抗体相结合,而把两个致敏的红细胞联结起来,并通过交联更多的致敏红细胞而出现肉眼可见的凝集现象,称为抗人球蛋白试验阳性。从而证实体内不完全抗体的存在。正常人呈阴性反应。阳性反应多见于自身免疫性溶血、新生儿溶血病,还可见于系统性红斑狼疮、类风湿性关节炎、恶性淋巴瘤、甲基多巴及青霉素等药物性溶血。

(一)参考区间

直接和间接试验健康成人均为阴性。

(二)临床应用

抗人球蛋白试验(AGT),又称 Coombs 试验,是检查不完全抗体的一种很好方法。抗人球蛋白是用人血清免疫家兔,产生的抗人球蛋白抗体,即抗人球蛋白血清,可检测体内致敏的 RBC (直接抗球蛋白试验) 和体外致敏的 RBC (间接抗球蛋白试验)。本试验包括直接法(DTGT)和间接法(IAGT)两种。

1.直接抗球蛋白试验阳性的意义

抗人球蛋白试验的直接法在临床上主要是检查被检者 RBC 表面是否结合有不完全抗体,如新生儿溶血病患儿的 RBC 被母体不完全抗体致敏;溶血性(血管外)输血反应时,献血者 RBC 被受血者体内不完全抗体致敏;以及 AIHA 病人 RBC 被自身抗体致敏等,在临床上有较大意义。

(1)多抗阳性的意义:多抗作为一种广谱的抗球蛋白试剂,在直抗试验中常常作为初步筛选试剂使用。由于"多抗"中主要包含了"抗-IgG"和"抗-C_3",因此一旦多抗出现阳性结果,通常需要用单抗-IgG 和单抗-C_3 作进一步分析。

(2)单抗-IgG 阳性的意义:单抗-IgG 阳性,说明 RBC 表面致敏了 IgG 免疫球蛋白。要明确这一结果的意义,除了需要了解患者具体情况外,进一步分析致敏在 RBC 上的 IgG 抗体的性质也很重要。因此,在单抗-IgG 试验阳性后,需要进一步分析这些致敏在 RBC 上的 IgG

抗体的特性,确认致敏在 RBC 上的 IgG 抗体的特性,常用的方法是选择合适的放散方法,将 IgG 抗体从 RBC 上放散下来,然后对之进行抗体鉴定。以下是按照放散中 IgG 抗体特性的不同,分别说明 IgG 阳性的意义。①自身抗体(抗体特异性不明):如果从患者 RBC 上放散下来的 IgG 抗体与谱细胞反应,同时患者不是新生儿,在 4 个月内无输血史,则该抗体可以确认为自身抗体,患者很可能患有自身免疫性疾病。大多数自身抗体与一组谱 RBC 反应,会出现较为一致的反应强度,难以确认抗体的特异性。②类同种特异性自身抗体:偶尔,一些自身抗体在和谱细胞反应时,与某些细胞反应较强,与另一些反应较弱,对照谱细胞抗原列表(细胞谱)分析,可见该抗体似乎包含着某种类似同种抗体的特异性。用不含该同种特异性抗原的 RBC 吸收放散液中的抗体,然后进行第二次放散,可见第二次放散液中抗体的特异性与第一次放散抗体的特异性相同。这意味着该抗体不是自身抗体和同种抗体的混合物,它仍然是一种自身抗体,只是有着某些类似同种抗体的特点。例如,某放散液与一组谱细胞均反应,但与"E"阳性的细胞反应更强,与"E"阴性的细胞反应较弱,似乎在放散液中存在同种抗"E"抗体。但用不含"E"抗原的 RBC 吸收放散后,第二次得到的放散液与谱细胞反应,结果显示仍然具有和第一次放散液中相同的类似抗"E"抗体特异性,这种抗体可称之为"类同种特异性自身抗体"。③同种特异性抗体:在新生儿溶血病、免疫溶血性输血反应中,往往能从 RBC 放散液中检测到同种特异性抗体。当我们明确了这些抗体的特异性后,就有可能选择合适的血液对患者进行治疗。④药物抗体:有时抗-IgG 明显阳性的 RBC,其放散液与谱细胞不发生反应。这种情况提示抗-IgG 阳性很可能是药物抗体引起的。

(3)单抗-C_3 阳性的意义:补体可在体内或体外致敏 RBC。可以是伴随抗-IgG 阳性一起出现,也可以是单独出现,以下常见的几种情况下抗-C_3 阳性的意义。①IgM 抗体在体外激活补体:单独的抗-C3 阳性常常是由冷抗体性质的 IgM 抗体造成的,当 IgM 性质的冷抗体在体外较冷的环境下与 RBC 结合时,可造成大量补体的致敏,在较高的温度或反复洗涤中 IgM 抗体会从 RBC 上脱落,而将补体保留在 RBC 上。②IgM 抗体在体内激活补体:人体中自身冷抗体的反应温度可达 32℃,因此 RBC 可被自身冷抗体致敏,然后补体吸附到 RBC 上,但是未能达到溶血的地步。未溶血的 RBC 返回体内 37℃环境,冷抗体被释放下来,但补体成分仍然牢固地吸附在 RBC 上,且存在于 RBC 上的补体成分皆为 C_3d 及 $C4d$。③温型自身免疫溶血性贫血症(WAIHA)病人的 RBC,10%~20%的直抗阳性是由 C3 单独引起的,在这些病人的 RBC 上可能存在 IgG、IgA 及 IgM 抗体,但数量低于抗-IgG 试剂能检出的最小量。④RBC 可受血浆内形成的免疫复合物活化的补体成分吸附:非那西汀或奎尼丁在血浆中所形成的免疫复合物可以非特异性地结合在 RBC 膜上,同时免疫复合物激活的补体也连接在 RBC 膜上。

2.间接抗球蛋白阳性的意义

见于 Rh 和 ABO 血型不合妊娠免疫性溶血。

抗人球蛋白试验的间接法是用已知抗原的 RBC 检查被检者血清中的不完全抗体,也可用已知抗血清测定被检 RBC 是否含有相应抗原。在临床上此法可用于血型鉴定(如 DU、Daffy、Kidd 等),抗体的检出和鉴定。还有助于 Rh"D"的检出,凡酶介质或其他方法为"d" RBC,必须用本法证实。

十、冷热双向溶血试验

阵发性寒冷性血红蛋白尿患者本试验呈阳性。该病患者血清中含有一种寒冷性溶血抗体,在低温条件下(即小于18℃时)作用于自身红细胞的表面;当温度升高至37℃并有补体存在时即发生溶血。本试验通过4℃及37℃处理后观察溶血现象,以此与PNH加以鉴别。

1.参考区间

健康成人为阴性。

2.临床应用

本试验是一种冷溶血抗体简易过筛试验。阵发性寒冷性血红蛋白尿症(PCH)患者血清中有一种特殊的冷反应抗体,即Donath-Landsteiner抗体。

(1)本试验阳性主要见于PNH,其冷反应性抗体(D-L抗体,为IgG型)效价可大于1:40。

(2)除PNH外,不同类型的RBC生成障碍性贫血可出现较轻的溶血,中度溶血罕见。

(3)某些病毒感染,如传染性单核细胞增多症(IM)、流行性腮腺炎等偶尔可呈阳性反应,但抗体效价较低。

十一、冷凝集素试验

冷凝集素试验即检测血清中冷凝集素的试验,绝大多数正常人呈阴性反应,个别人虽可阳性,其效价一般不超过1:10,大部分支原体肺炎患者效价大于1:64或动态检查增长4倍以上;冷凝集素综合征患者滴度多高达1:1 000以上;流行性感冒、传染性单核细胞增多症、锥虫病、肝硬化等也可呈阳性反应,但滴度较低。

(1)参考区间:健康人血清中含有少量冷凝集素(效价低于1:16)。

(2)临床应用:阳性主要见于冷凝集素综合征患者,效价可大于1:1 000。淋巴瘤、多发性骨髓瘤(MM)、支原体肺炎、流行性感冒、IM、HA、疟疾等,血清冷凝集素也可增高,但多数患者不超过1:1 000。抗体几乎均为IgM,但也有报道IgG或IgA增高,故广谱抗球蛋白直接反应可呈阳性。某些AIHA患者的冷凝集素效价很高,可达1:64 000或更高。

十二、血红蛋白F(HbF)

血红蛋白F(HbF)抗酸能力较强,据此特点,以pH3.3±0.2的磷酸盐枸橼酸缓冲液洗脱后,只有含HbF的红细胞不被洗脱。其大体操作为:常规法制备血膜涂片,固定后放酸性磷酸盐缓冲液中保温浸洗,再伊红染色,镜下计数1 000个红细胞中染成鲜红色的红细胞所占比值。其值增高见于地中海贫血、镰状红细胞性贫血,部分增高的疾病:如白血病、多发性骨髓瘤、恶性贫血、再生不良性贫血、先天性球形红细胞性贫血等。

1.参考区间

酸洗脱试验:脐带血几乎所有的红细胞均呈阳性;新生儿阳性率为55%~85%;1个月后的婴儿为67%;4~6个月后偶见;健康成人小于1%。

2.临床应用

(1)HbF增高见于β珠蛋白生成障碍性贫血患者,轻型者(杂合子)仅少数红细胞呈阳性,重型者(纯合子)阳性红细胞明显增多。也可见于急性白血病、红白血病、AA、淋巴瘤、PV、PNH、HS、铁粒幼细胞贫血、白血病、骨髓转移癌等。β-地中海贫血患者抗碱血红蛋白可高达90%,是重要的诊断依据。

(2)HbF生理性增高见于孕妇和新生儿。

十三、血红蛋白A_2(HbA_2)

常用电泳和柱层析法测定。本试验主要用于轻度β地中海贫血的诊断,此病血红蛋白

A_2(HbA_2)轻度增高,一般不超过8%。此外,不稳定血红蛋白病时,HbA_2浓度也有相对性增高,见于巨幼细胞性贫血和恶性贫血患者。

1.参考区间

微量柱层析法,健康成人 HbA_2:1.41%~3.61%。

2.临床应用

(1)增高:见于轻型β珠蛋白生成障碍性贫血、血红蛋白S病(HbS病)、β链异常的不稳定血红蛋白病及 MegA。

(2)降低:主要见于 IDA 及其他血红蛋白合成障碍性疾病。

十四、血清铁(SI)

血液中与运铁蛋白结合的铁量即为血清铁。正常情况下,从小肠进入血液的二价铁在血液中氧化成三价,三价铁与血浆运铁蛋白相结合而被输送到骨髓或其他需铁组织被利用。血清铁增高见于再生障碍性贫血、溶血性贫血及铅中毒等,降低见于缺铁性贫血、慢性出血等。

1.参考区间

健康成人:男性11~30μmol/L,女性9~27μmol/L;新生儿:18~45μmol/L;婴儿:7~18μmol/L;儿童:9~22μmol/L;老年人7.2~14.3μmol/L。

2.临床应用

(1)增高:主要见于铁粒幼细胞贫血、慢性溶血性贫血、严重肝病及血色病。反复输血和接受铁剂治疗的患者常增高。

(2)降低:主要见于 IDA、慢性失血性贫血、长期严重感染、恶性肿瘤、肝硬化等。妊娠、哺乳期、婴幼儿生长期血清铁都较低。

十五、总铁结合力(TIBC)

检测外周循环血中转铁蛋白含量的一种指标。正常血浆中,转铁蛋白的1/3铁结合位点被占据,其功能是将这些铁运送至全身各组织。取一定量的血清标本,加入过量的铁,使之与血清转铁蛋白结合并达到饱和,过量的铁用碳酸镁吸附出来,然后按血清铁的测定方法测得铁的含量,并可计算出转铁蛋白结合铁的量,即总铁结合力。在缺铁性贫血时,总铁结合力升高,铁利用障碍性疾病(如慢性病贫血)总铁结合力降低。

1.参考区间

健康成人血清总铁结合力(亚铁嗪显色法):男性50~77μmol/L 或 280~430μg/dl;女性54~77μmol/L 或 300~430μg/dl。

2.临床应用

(1)增高:①运铁蛋白合成增加:如各种原因引起的缺铁性贫血。②铁蛋白释放增加:如急性肝炎、肝细胞坏死等。③铁吸收过多:如长期接受输血、注射铁剂治疗等。

(2)降低:①运铁蛋白丢失过多:如肾病综合征、尿毒症等。②运铁蛋白合成减少:如先天性转铁蛋白缺乏症、肝硬化等。③其他:如恶性肿瘤、慢性感染、溶血性贫血等。

十六、血清铁蛋白(SF)

铁蛋白(ferritin)是去铁蛋白(apoferritin)和铁核心 Fe^{3+} 形成的复合物。铁核心具有强大的结合铁和贮存铁的能力,以维持体内铁的供应和血红蛋白的相对稳定性。肝是合成铁蛋白的主要场所,血清铁蛋白检测是诊断缺铁的敏感指标。

1.参考区间

健康成人:男性 15~200μg/L,女性 12~150μg/L。

新生儿:25~200μg/L;6 个月~15 岁:7~140μg/L。

2.临床应用

血清铁蛋白含量也能准确反映体内贮铁情况,与骨髓铁染色结果有良好的相关性。SF 的减少是诊断缺铁性贫血敏感的方法之一。

(1)增高:见于恶性肿瘤、AA、铁粒幼红细胞贫血、慢性溶血性贫血、肝脏病变、心肌梗死、急性感染、铅中毒及维生素 B6 缺乏引起的贫血等。

(2)降低:见于 IDA、营养性缺铁性贫血、失血等。孕妇、乳母和生长期婴幼儿常较低。

十七、转铁蛋白饱和度(Ts)

转铁蛋白饱和度是血清铁与总铁结合力相比再乘以 100%。公式:转铁蛋白饱和度(%)=血清铁/总铁结合力×100%。

1.参考区间

健康成人:20%~55%。

2.临床应用

(1)增多:见于铁粒幼细胞贫血、AA、HA、MegA 等。血色病早期,转铁蛋白饱和度大于 70%是诊断的重要指标。

(2)降低:见于 IDA、炎症和红细胞增多症等。

十八、血清转铁蛋白(Tf)

运载铁的蛋白质。在肝脏或网状内皮系统中合成,电泳在 β-球蛋白位置,每 mg TF 可与 1.25μg 铁结合,半衰期约 10 天。铁与 TF 结合后被运送到骨髓或储铁器官。大部分血清铁是与 TF 结合的,每 100ml TF 结合铁的最大量称为血清总铁结合力,又称血清饱和铁,实际反映血清铁的浓度。TF 可防止铁从尿中丢失和在组织中沉积。

1.参考区间

健康成人(免疫散射比浊法):28.6~51.9mol/L。

2.临床应用

(1)增高:见于 IDA、急性肝炎、口服避孕药、妊娠后期等。

(2)降低:见于肾病综合征、肝硬化、炎症、恶性肿瘤、AA、营养不良等。

十九、血浆游离血红蛋白(FHb)

血浆游离血红蛋白,指测定血浆中血红蛋白的量。正常情况下,红细胞寿命为 120 天,衰老的红细胞在脾脏破坏,分解为血红蛋白,再逐步降解为铁、珠蛋白、胆红素。通常血红蛋白存在于红细胞中,当红细胞破坏,如发生溶血时,血红蛋白释放入血,血浆内游离血红蛋白增多。测定血浆游离血红蛋白,可反映溶血性贫血病人血中红细胞破坏的情况。

(1)参考区间:健康成人(邻-甲苯胺法):<40mg/L。

(2)临床应用:FHb 增加是血管内溶血的佐证,当血管内溶血释放的血红蛋白量超过结合珠蛋白所能结合的量时,血浆中游离血红蛋白升高。多见于较严重的血管内溶血,如 PNH、溶血性输血反应、阵发性寒冷性血红蛋白尿(PCH)、温抗体型自身免疫性溶血性贫血(WAI-HA)、冷凝集素综合征、行军性血红蛋白尿、运动性血红蛋白尿,以及各种微血管病性溶血性贫血和一些机械性损伤,如体外循环心脏手术等。

二十、血清结合珠蛋白(Hp)

结合珠蛋白是一种α2糖蛋白,合成于肝脏和单核-巨噬细胞系统,具有结合游离血红蛋白的能力,在血红蛋白的代谢中起重要作用。HP能与血红蛋白结合成稳定的大分子复合物,防止血红蛋白从肾小管滤过膜滤出,也防止血红蛋白在肝细胞外分解。HP降低见于各种溶血性贫血、严重肝病、传染性单核细胞增多症和先天性结合珠蛋白血症;HP也是一种急性时相反应蛋白,各种急性时相反应(如组织坏死、感染、烧伤、心梗和恶性肿瘤)时升高。

1.参考区间

健康成人,火箭电泳法:1.0~2.7g/L;放射免疫扩散法:0.8~2.7g/L;血红蛋白结合法:0.3~2.0g/L。

2.临床应用

(1)增高:见于组织损伤、肝外阻塞性黄疸、恶性肿瘤、系统性红斑狼疮(SLE)、使用类固醇时、妊娠及口服避孕药等。

(2)降低:①各种溶血性贫血,包括血管内或血管外溶血。②肝细胞损害、传染性单核细胞增多症(IM)、先天性无结合珠蛋白血症及MegA等。

二十一、尿含铁血黄素(HS)试验(Rous试验)

尿含铁血黄素试验(Rous试验)是从尿液中查得血红蛋白的代谢产物,从而取得血红蛋白尿的直接证据,说明近期内曾有过血红蛋白尿。尿含铁血黄素试验阳性是发生过血管内溶血的有力证据。因肾小管上皮细胞曾从尿液中摄取过血红蛋白,经代谢后转为含铁血黄素,再随肾小管上皮细胞脱落,出现在尿沉渣中。

需注意由于尿含铁血黄素是随脱落的肾小管上皮细胞排出,而且为数较少,所以必须用足够的尿量离心沉淀后再对沉渣进行染色检查。对可疑的结果应当重复检查确定。

1.参考区间

健康成人为阴性,新生儿可为弱阳性。

2.临床应用

(1)本试验主要用于诊断慢性血管内溶血性疾病以及PNH、AIHA、SLE、严重肌肉疾病等。

(2)急性溶血初期,因肾上皮细胞还来不及对血红蛋白摄取、降解,因此还没能迅速形成含铁血黄素尿,所以本试验可呈阴性,但尿隐血试验呈阳性。为提高尿含铁血黄素试验的阳性检出率,建议用晨尿标本。

二十二、血清叶酸(FOL)

叶酸的一种稳定衍生物,N5-甲基四氢叶酸。它是高等生物中叶酸辅酶的主要贮存形式,也是甲硫氨酸生物合成的甲基供体。

(1)参考区间:健康成人:男性8.61~23.8nmol/L;女性7.93~20.4nmol/L。

(2)临床应用:降低:主要见于MegA、AL、HA及肿瘤时,由于叶酸的需要量增加,血清叶酸水平也降低。

二十三、血清 Vit B_{12}

为血液凝固后除去血液凝块的液体。血清呈透明淡黄色,不会自凝。每100ml 血清含有蛋白质6~8g,其中主要的为白蛋白和球蛋白,具有维持酸碱平衡和渗透压的作用。血清蛋白可储备,供给机体蛋白质不足时应用,又可以用来进行各种血清学试验,帮助诊断某些疾病。含抗体的血清可作为诊断及预防疾病之用。

1.参考区间

健康成人:148~660pmol/L。

2.临床应用

血清维生素 B12 对 MegA 诊断有重要价值。

(1)增高:见于白血病、PV、某些恶性肿瘤和肝细胞损伤时。

(2)降低:主要见于 MegA、脊髓侧束变性和髓鞘障碍症等。长期服用拮抗剂或干扰维生素 B12 利用的药物也可引起血清维生素 B_{12} 的降低。

二十四、异丙醇沉淀试验(TPT)

异丙醇是无色透明液体,有乙醇的气味,溶于水、乙醇、乙醚等。其蒸气与空气形成爆炸性混合物,爆炸极限3.8%~10.2%(体积)。与水能形成共沸点混合物。主要用于制取丙酮、二异丙醚、醋酸异丙酯和麝香草酚等。从热裂石油气中分离出来的丙烯用浓硫酸吸收后再经水解制得。或用酸性阳离子树脂和硅钨酸均相催化剂使丙烯和水合生成异丙醇。

(1)参考区间:健康成人:阴性。

(2)临床应用:阳性见于不稳定血红蛋白病及一些特殊蛋白生成障碍性贫血。主要为血红蛋白 F(HbF);血红蛋白 H(HbH)、血红蛋白 E(HbE)、血红蛋白 M(HbM)、G-6-PD 增高时异丙醇沉淀试验也可为阳性。

二十五、血红蛋白电泳(HbEP)

血红蛋白电泳主要用于异常血红蛋白的检测。在一定 pH 值的缓冲液的电场中,带不同电荷的物质向不同电极方向泳动,泳动的方向和速度取决于不同物质表面所带电荷的性质和多少。由于不同类型的血红蛋白氨基酸的组成不同,电荷多少也不同,而且珠蛋白因具有可解离基团,而在溶液中带阳离子或带阴离子,因此,不同血红蛋白的泳动速度不同。根据以上原理通过经电泳后出现的不同电泳区带,可检出不同的异常血红蛋白。

正常血红蛋白可出现4条区带,最向阳极含量最多的是 HbA;其后一条含量较少的是 HbA2;再后的二条含量较少。经联苯胺染色后即消失的区带为非血红蛋白。当电泳后经氨黑(或丽春红)染色后,发现有以上4条区带以外的区带并经联苯胺染色后仍存时,应考虑为异常血红蛋白。

为了提高 Hb 区带分辨的清晰度,电泳胶可采用不同的,常用的有:醋酸纤维薄膜、淀粉胶、琼脂、聚丙烯酰胺凝胶等。对于某些特殊的血红蛋白还可采用不同 pH 值的缓冲液电泳以利于检出。

1.参考区间

健康成人:HbA 95%~98%;HbA21.5%~3.5%;HbF 0.2%~3.0%(无异常血红蛋白区带出现)。

新生儿:HbA 15%~50%;HbA2 0.2%~0.3%;HbF 60%~70%(无异常血红蛋白区带出现)。
2.临床应用
(1)HbA 降低,HbA2>3.5%,HbF 正常或轻度增加,见于 β-地中海贫血。
(2)出现血红蛋白 H/Bart′S(HbH)/(HbBart′S)、HbA 降低,HbA₂、HbF 正常,见于 α-地中海贫血。
(3)缺铁性贫血时 HbA₂ 常减少,巨幼红细胞性贫血时 HbA₂ 常增加。
(4)出现异常血红蛋白区带具有相应的临床应用:HbH 病有 H 带出现;HbBart′S 胎儿水肿综合征有 HbBart′S 带出现,>80%;血红蛋白 S/D(HbS/D)病有 HbS/D 带出现;血红蛋白 C/E(HbC/E)病有 HbC/E 带出现。

第四节 血型血清学检验的临床应用

一、ABO 血型及 Rh 血型鉴定的临床应用

ABO 血型:为人红细胞膜上的糖类同种异型抗原决定簇。用同种异型抗体(同族凝集素)抗 A 和抗 B 可检测血型。每个人的血型是 A、B、AB 和 O 4 种血型中的一种。ABO 血型遗传遵循简单的 Mendel 原则:A 和 B 是一对特定基因座位上的等位基因表达的产物,而 O 则缺乏这两种基因。例如,AB 型(遗传型 AB)的父亲和 O 型(遗传型 OO)的母亲所生的孩子中,一半将是 A 型(遗传型 AO),另一半将是 B 型(遗传型 BO)。ABO 位点在第 9 号染色体上。

Rh 血型:人类重要的血型系统,Rh 血型系统的抗原主要有六种,即 C、c、D、d、E、e。以 D 抗原性最强,故临床常将红细胞含 D 抗原者谓之 Rh 阳性,反之则称为 Rh 阴性。Rh 抗体主要是输血和妊娠过程中所产生的免疫性抗体。Rh 血型是一个独立的血型系统,与 A、B、O 血型系统无关。因此 Rh 阴性患者如输入 Rh 阳性血液后,便可刺激机体产生免疫性抗 D 抗体,当第二次再输入 Rh 阳性血液时,即可发生溶血性输血反应。胎儿的 Rh 阳性红细胞进入 Rh 阴性母体以后可刺激母体产生抗 D 抗体,当再怀有 Rh 阳性胎儿时,可致新生儿溶血症。

1.参考区间
ABO 血型:分为 A 型、B 型、O 型、AB 型;Rh 血型:我国汉族人群绝大多数(约 99.7%)为 Rh 阳性。

2.临床应用
(1)ABO 血型鉴定主要用于:①临床输血,当循环血量不足、大失血或贫血达到一定程度时,需进行输血治疗;②血型相同的供血者,必须进行交叉配血,主次侧相容后才能输血;③在皮肤、肾移植等器官移植的时候选择 ABO 血型相符的供体;④不孕症和新生儿溶血症病因的分析;⑤亲子鉴定、法医工作、案件侦破等。

(2)Rh 血型鉴定主要用于:①防止 Rh 血型系统所致的溶血性输血反应。Rh 阴性患者如输入 Rh 阳性血液后便可刺激机体产生抗 Rh 抗体,当再次输入 Rh 阳性血液时,就会发生溶血性输血反应。如 Rh 阴性妇女曾孕育过 Rh 阳性胎儿,当输入 Rh 阳性血时亦可发生溶血反应。所以需要输血的患者和供血者,除检查 ABO 血型外,还应做 Rh 血型鉴定,以避免这种情况的发生。②Rh 阳性红细胞(RBC)引起的新生儿溶血症。Rh 阴性的母亲孕育了 Rh 阳性的

胎儿后,胎儿的 RBC 若有一定数量进入母体时,即可刺激母体产生抗 Rh 阳性抗体,如母亲再次怀孕生第二胎时,此种抗体便可通过胎盘,溶解破坏胎儿的红细胞造成新生儿溶血。若孕妇曾输过 Rh 阳性血液,则第一胎即可发生新生儿溶血。

(3)交叉配血试验主要用于:交叉配血是确定能否输血的重要依据。在血型鉴定的基础上,通过交叉配血试验进一步证实受血者和供血者之间不存在血型不合的抗原-抗体反应,以保证受血者的输血安全。交叉配血不能只进行盐水介质交叉配血,在条件差的实验室也应进行胶体介质配血,以尽量消除不完全抗体存在的危害,减少输血引起的反应。因输血直接涉及病人的生命安全,故病人与献血者虽属同一血型也应进行交叉配血。

二、其他血型鉴定的临床应用

血液中全部由遗传决定的可变异性状。是遗传标记学研究的重要组成部分。可分为两大类型,一类是用血清免疫技术鉴定出的红细胞、白细胞、血小板及组织细胞表面抗原的差异;另一类是用电泳技术鉴定出细胞内部及血浆中水溶性分子的变异(见生化多态性)。

1.MN 血型

MNSs 血型是人类又一独立的血型系统,目前确定的抗原有 40 个。M 和 N 抗原表位于血型糖蛋白 A(GPA)上,其区别在于 GPA 上两个氨基酸不同;而 S、s 抗原则位于血型糖蛋白 B(GPB)上。用人的 M、N 抗原免疫家兔可产生抗-M 和抗-N 抗体;S 抗原是和 MN 抗原连锁的,其等位基因是 S 和 s。用抗 S 血清可鉴别表现型 S 和 s。使用抗-M、N、S 和 s4 种抗血清可区分为 10 种基因型或表现型。MNSs 系统抗体中抗-M 较常见,可以是 IgM,也可以 IgM 和 IgG 同时存在;抗-N 较抗-M 少见;抗-S 常存在于多次输血人中,多属 IgG;抗-s 十分罕见,多为 IgG,可导致新生儿溶血病。

临床应用:免疫性抗-M、抗-N 抗体能引起早产、死胎、新生儿溶血病及配血不合等。遇有异常,可考虑作此检查。

2.P 血型

P 血型的主要抗原为 PK、P 和 P1,有 5 种不同的表现型(P1、P2、P1K、P2K、P);P 血型抗体主要有抗-P1、抗-Tja、抗-P、抗-L-D。临床上常用抗-P1 血清将 RBC 分为 P1 和 P2 两种。

(1)参考区间:我国汉族人群 P1 占 39.67%,P2 占 60.33%。

(2)临床应用:偶尔可引起输血反应。

第五节 止血及凝血检验指标的临床应用

一、凝血四项

人体内存在着正常的止血、凝血和抗凝系统,此系统一直保持着动态的生理平衡。若止凝血活性增强或抗凝血活性减弱,便会导致血栓前状态或血栓形成;相反,会引起低凝状态或出血倾向。而且人体的止血功能十分重要,一般手术前,须做凝血四项检查,包括凝血酶原时间(PT)、活化部分凝血活酶时间(APTT)、凝血酶时间(TT)、纤维蛋白原(Fib),目的是为了了解患者的止凝血功能,预防患者止血功能不健全,术中大出血以至发生手术意外甚至死亡。

(一)凝血酶原时间(PT)

1.参考区间

健康成人:男性 11~13.7s;女性 11~14.3s;男女一般为 12±1s;待测者的测定值较正常对照延长超过 3s 以上才有临床意义。

2.临床应用

(1)延长(超过正常对照 3s 以上):①先天性凝血因子(FⅡ、FⅤ、FⅦ、FⅩ)缺乏症,低(无)纤维蛋白原血症,弥散性血管内凝血(DIC)低凝期及继发性纤溶亢进期,原发性纤溶症等。②肝脏实质性损伤、肝硬化。③血液中抗凝物质增多,如肝素、纤维蛋白降解产物(FDP)增多,口服双香豆素类抗凝药等。

(2)缩短:常见于血栓前状态和血栓性疾病(如心肌梗死、脑血栓等)、DIC 早期及口服避孕药等。口服抗凝药物的监测指标:口服华法林等抗凝药,一般使 PT 保持在正常对照的 1.5~2.0 倍。为了增加不同实验室、不同试剂之间的可比性,现多用国际正常化比值(INR)作为抗凝药物的监测。如预防血栓形成时,INR 保持在 1.5;血栓性疾病治疗期间,INR 达到 2.5~3.0 较为合适。

(二)活化部分凝血活酶时间(APTT)

1.参考区间

健康成年男性为 37±3.3s,范围为 31.5~43.5s;健康成年女性为 37.5±2.8s,范围为 32~43s。待测者的测定值较正常对照值延长超过 10s 以上有临床意义。

2.临床应用

(1)延长:①FⅫ、FⅪ、FⅩ、FⅨ、FⅧ、FⅡ、FⅣ及纤维蛋白原等,一种或多种凝血因子缺少,如甲、乙、丙型血友病及部分血管性假性血友病,先天性凝血酶原缺乏症及重症肝脏疾病等。②血液中抗凝物质增多。③纤维蛋白原小于 1g/L。④轻度延长偶见于健康人。

(2)缩短:①静脉穿刺不佳、血浆内含有血小板、采血 1h 后才进行检查。②弥散性血管性内凝血呈高凝状态时。常作为抗凝药物治疗过程中的观察指标:一般维持在基础值的 1.5~2.5 倍。

(三)纤维蛋白原(Fib)

1.参考区间

健康成人:2~4g/L;新生儿:1.5~3.5g/L。

2.临床应用

(1)增高:见于动脉粥样硬化、冠心病、高血压病、急性脑梗死、心肌梗死、高脂血症、糖尿病、急性感染(如肺炎)、胆囊炎、亚急性细菌性心内膜炎、败血症、肾病综合征、尿毒症、结缔组织病(如风湿性关节炎)、放射治疗、外科大手术后及妊娠高血压综合征等。

(2)减少:①产生不足,先天性纤维蛋白原减少或缺乏症、肝硬化、急性肝坏死等。②消耗增多,大面积烧伤、DIC、原发性纤溶症、出血性休克、胎盘早期剥离、羊水栓塞、急性白血病、输血反应等。

(四)凝血酶时间(TT)

1.参考区间

健康成人:16~18s,若超过正常对照3s以上者为异常。

2.临床应用

(1)延长(超过正常对照3s以上):①血浆中抗凝物质增多,如纤维蛋白降解产物(FDP)、肝素或肝素样物质增多;②纤维蛋白原显著减少(<0.75g/L)或结构异常时,如低(无)纤维蛋白原血症等;③DIC。

(2)缩短:见于有钙离子存在时及pH值呈酸性等。可作为使用链激酶、尿激酶做溶栓治疗的监护指标,以控制在正常值的3~5倍。

(五)国际标准化比率(INR)

1.参考区间

健康成人:0.8~1.5。

2.临床应用

用于口服抗凝剂的监测,健康成人INR值大约为1.0。有静脉血栓的患者的INR值一般应保持在2.0~2.5;有心房纤维性颤动的患者的INR值一般应保持在2.0~3.0。是检测血液凝结的时间以及其与平均值的比较(各医疗单位的试剂的比率有所不同)。INR的值越高,血液凝固所需的时间越长,这样可以防止血栓形成,例如血栓导致的中风。但是,如果INR值非常高,就会出现无法控制的出血风险。INR可有效监测使用抗凝药物的效果,例如华法林(Warfarin)。通常使用抗凝治疗预防有心房纤维性颤动患者的中风;也用来预防静脉血栓的复发。但是,一旦使用华法林,就应规律性的监测INR。如同患者应该知道他们的血压值一样,他们也应该知道自己的华法林用量及INR值。然而,理想的INR值一定要为每一个病人制订个性化指标。当INR值高于4.0时,提示血液凝固需要很长时间,这可能引起无法控制的出血,甚至死亡;而INR低于2.0不能提供有效的抗凝。

3.综合临床应用

(1)如果APTT延长,PT、TT、Fib正常,临床上有出血,建议做凝血因子确定性实验,确定血友病类型;临床上无出血,建议做血浆FⅦ的促酶活性检查,确定是否为FⅫ缺乏症。

(2)如果APTT、PT均延长,TT、Fib均正常,建议做检查确定是否为FⅡ、FⅤ、FⅨ、FⅩ或多个因子缺乏症。建议做肝功能检查,确定是否为肝脏疾病。

(3)如果APTT、PT、TT均延长,Fib降低,建议确定血液中是否存在抗凝物质,否则为低纤维蛋白原血症。

(4)如果PT延长,APTT、TT、Fib正常,见于FⅦ缺乏症和双香豆素治疗早期。

(5)如果血凝常规与血小板均异常,建议做血管性血友病因子抗原和弥散性血管内凝血方面的检查。

二、血管壁、血小板功能及相关抗体检查

(一)毛细血管脆性试验

1.参考区间

健康成人出血点在10个以下为阴性;出血点在10~20个为可疑;出血点大于20个为阳性。

2.临床应用

毛细血管脆性试验阳性见于:

(1)血管病变:遗传性出血性毛细血管扩张症、血管性假性血友病、单纯性紫癜、感染性紫癜、药物性紫癜、坏血病及其他可疑毛细血管受损的疾病。

(2)血小板数量减少或功能障碍:特发性血小板减少性紫癜、继发性血小板减少性紫癜、血小板病、血小板无力症等。

(3)其他:慢性肾炎、尿毒症、高血压、糖尿病、肝脏疾病、类风湿性关节炎、恶病质等。

(二)血管性血友病因子抗原(vWF:Ag)

1.参考区间

健康成人:(107.5±29.6)%。

2.临床应用

(1)降低:见于血管性血友病,vWF:Ag 是血管性血友病诊断、分型和鉴别诊断的依据。

(2)增高:见于剧烈运动、怀孕中后期、妊娠高血压综合征、心肌梗死、心绞痛、脑血管病变、糖尿病、肝肾疾病、大手术后及周围血管病变等。

(三)血小板计数(PLT)

同本章第一节"血小板计数"。

(四)血小板黏附功能测定(PAdT)

1.参考区间

玻璃球法:健康成人,男性(34.9±6.0)%,女性(39.4±5.2)%;玻璃滤器法:(31.9±10.9)%;玻璃珠柱法:(62.5±8.6)%。

2.临床应用

(1)增加:有形成静脉或动脉血栓的倾向。见于心肌梗死发作(48h 内)、心绞痛、脑血栓形成、深静脉血栓形成、高 β-脂蛋白血症、动脉粥样硬化、高血压、糖尿病、某些癌肿手术后、口服避孕药、吸烟等。

(2)降低:见于血管性假血友病,血小板无力症,巨大血小板综合征,急性白血病,肝硬化,血小板增多症,尿毒症,多发性骨髓瘤,先天性纤维蛋白缺乏症,口服阿司匹林、保泰松、潘生丁药物后等。

(五)血小板聚集试验(PAgT)

1.参考区间

11.2μmol/L ADP:(70±17)%;5.4μmol/L 肾上腺素:(65±20)%;20mg/L 花生四烯酸:(69±13)%;1.5g/L 利菌霉素:(67±9)%。

2.临床应用

(1)聚集率增高:见于血栓前状态和血栓性疾病,如急性心肌梗死、心绞痛、糖尿病、脑血管病、深静脉血栓形成、高 β-脂蛋白血症、口服避孕药、吸烟等。

(2)聚集率降低:见于血小板无力症、巨大血小板综合征、原发性血小板增多症、真性红细胞增多症、May-Hegglin 异常、低纤维蛋白原血症、肝硬化、尿毒症,口服阿司匹林、保泰松、潘生丁等药物。但血小板无力症以瑞斯托霉素诱导时仍可聚集。

(六)血块收缩时间(CRT)

1.参考区间

定性试验:37℃时 30~60min 开始收缩,24h 完全收缩;定量法:37℃时 1h 血块收缩率为 48%~64%。

2.临床应用

(1)血块收缩率<40%,表明血块收缩不良:常见于血小板减少性紫癜、血小板减少症、血小板无力症、低(无)纤维蛋白原血症、严重凝血障碍、异常球蛋白血症等。

(2)血块过度收缩:见于先天性或获得性因子Ⅷ缺乏症和严重贫血。

(七)血小板第 3 因子有效性测定(PF3T)

1.参考区间

与健康人对照,凝固时间少于 5s,血小板中血小板第 3 因子(PF3)有效性正常。

2.临床应用

凝固时间如超过对照 5s,表示 PF3 有效性有缺陷,见于先天性 PF3 缺乏症、血小板无力症、尿毒症、骨髓增生异常综合征、巨球蛋白血症、急性白血病、再生障碍性贫血、恶性贫血、系统性红斑狼疮、先天性心脏病、Ⅰ型糖原累积病、DIC 等。

(八)血小板寿命测定

1.参考区间

MDA 法:6.6~15d;TXB2 法:7.6~11d。

2.临床应用

血小板寿命缩短见于:

(1)血小板破坏增多性疾病,如原发性血小板减少性紫癜(ITP)、药物免疫性血小板减少性紫癜、输血后紫癜、脾功能亢进、SLE 等。

(2)血小板消耗过多性疾病,如 DIC、血栓性血小板减少性紫癜(TTP)、尿毒症等。

(3)血栓前状态与血栓性疾病,如心肌梗死、心绞痛、糖尿病微血管病变、高脂血症、恶性肿瘤、深静脉血栓形成、肺栓塞等。

(九)阿司匹林耐量试验(ATT)

(1)参考区间:服药后出血时间较服药前延长 2min 以上者为阳性。

(2)临床应用:口服阿司匹林能使出血时间延长,但口服小剂量不会使健康人出血时间显著延长,却可使假性血友病及轻型血小板功能异常者的出血时间显著延长。此试验阳性见于轻型血小板病和血管性假性血友病。

(十)血小板凝血酶敏感蛋白(TSP)

(1)参考区间:血浆:57.5~215.6μg/L;血小板:60.9~117.3μg/10^6PLT。

(2)临床应用:血浆 TSP 含量增高见于血栓前状态与血栓性疾病,如急性心肌梗死、不稳定性心绞痛、糖尿病伴微血管病变、高脂血症、高血压病、深静脉血栓形成、DIC、肾病综合征、肺栓塞等。

(十一)血小板相关抗体(PAIg)

1.参考区间

PAIgG:0~78.8ng/10^7PLT;PAIgA:0~2.0ng/10^7PLT;PAIgM:0~7.0ng/10^7PLT。

2.临床应用

(1)诊断依据:PAIg 是原发性血小板减少性紫癜的诊断指标之一。患者血小板相关抗体越高,血小板数量越低,血小板生存时间越短。

(2)疗效判定:激素治疗有效,PAIg 降低;复发患者 PAIg 增高。

(3)预后判定:原发性血小板减少性紫癜治疗后 PAIg 降低且不再增高,预后较好;反之则较差。

(4)脾切除的判定:激素治疗后,PAIg 始终不降低,往往预示需要进行脾脏切除。

(5)孕妇患者血液中 PAIg 增高,胎儿出生后发生血小板减少的几率高。

三、外源性凝血系统检查

组织损伤释放出凝血因子Ⅲ(组织凝血激酶)进入血液,在 Ca^{2+} 存在的情况下经一系列循序进行的酶促反应引起的血液凝固。因子Ⅲ为磷脂蛋白质,广泛存在于血管外组织中,脑、肺、胎盘含量特别丰富,组织损伤时释放出来,与血中因子Ⅶ组成复合物,激活因子X生成有活性的Xa,进而使凝血酶原(因子Ⅱ)活化成凝血酶(Ⅱa),最后可溶性的纤维蛋白原(因子Ⅰ)变成不溶性的纤维蛋白,于是血液发生凝固。

(一)凝血酶原时间(PT)

见凝血四项检验。

(二)凝血因子Ⅱ(FⅡ:C)、Ⅴ(FV:C)、Ⅶ(FⅦ:C)、X(FX:C)活性测定

1.参考区间

FⅡ:C:(97.7±16.7)%;FV:C:(102.4±30.9)%;FⅦ:C:(103.0±17.3)%;FX:C:(103.0±19.0)%。

2.临床应用

(1)增高:FⅡ:C、FV:C、FⅦ:C、FX:C 增高,见于血栓前状态和血栓性疾病,如静脉血栓形成、肺栓塞、肾病综合征、口服避孕药、恶性肿瘤等。

(2)减低:FⅡ:C、FV:C、FⅦ:C、FX:C 减低,见于先天性凝血因子(FⅡ、FV、FⅦ、FX)缺乏症和获得性减低,如维生素 K 缺乏症、DIC、口服抗凝药等。

(3)目前,FⅡ:C、FV:C、FⅦ:C、FX:C 活性测定主要用于肝脏损害的检查。肝病早期 FⅦ:C 活性即可下降,在肝损伤和肝移植中 FV:C 具有重要价值。

(三)蝰蛇毒时间(RVVT)

1.参考区间

健康成人:13~14s。

2.临床应用

(1)延长(病人结果较正常对照延长了 3s 以上):①FV、FX、FⅡ缺乏和纤维蛋白原减少,常见于先天性凝血酶原缺乏症、先天性低(无)纤维蛋白原血症、重症肝脏疾病等。②血小板减少症和血小板病等。③血中抗凝物质肝素、纤维蛋白降解产物(FDP)增多等。

(2)缩短:见于血小板增多症、高脂血症、血栓前状态或血栓性疾病(如静脉血栓形成、肺栓塞、心肌梗死)等。

四、内源性凝血系统检查

血管内膜损伤,内膜下组织特别是胶原纤维与血中因子Ⅻ(接触因子)作用引起其激活

成XIIa。在 Ca^{2+} 存在的情况下依次激活因子XI（血浆凝血激酶前质）、因子VIII（抗血友病因子）、因子X（斯图亚特因子）、因子II（凝血酶原），最后使纤维蛋白原（因子I）转变成纤维蛋白而引起的血液凝固。内源性凝血涉及的凝血因子较多，过程较复杂，但所有因子都可在血管内生成。至因子X被激活以后，内源性凝血与外源性凝血的过程相同。

(一) 凝血时间（CT）测定

1. 参考区间

玻璃管法：5~10min；塑料管法：10~19min；硅管法：15~32min。

2. 临床应用

(1) 延长：①FVIII、FIX、FXI的含量严重减少，如甲、乙、丙型血友病及部分血管性假性血友病。②凝血酶原、纤维蛋白原、FV或FX严重降低，如严重肝损害、阻塞性黄疸、新生儿自然出血症、先天性纤维蛋白缺乏症等。③血液中抗凝物质增多，如肝素及双香豆素等。④纤维蛋白溶解活力增强，如原发性纤维蛋白溶解症及DIC等。

(2) 缩短：①见于血栓前状态和血栓性疾病等高凝状态，如DIC高凝期、心肌梗死、不稳定型心绞痛、脑血管病变、脑血栓形成、妊娠高血压综合征及深静脉血栓形成等。②抽血不顺利混有组织液时，也会使凝血时间缩短。

(二) 活化部分凝血活酶时间（APTT）

见凝血四项检验。

(三) 简易凝血活酶生成试验（STGT）

1. 参考区间

健康成人：男性 12.09±0.7s；女性 11.88±0.7s。

2. 临床应用

简易凝血活酶生成不佳（>15s）见于：

(1) 凝血因子减少：甲、乙、丙型血友病、血管性假性血友病、肝脏疾病等。

(2) 血液中有抗凝血酶活性物质：如肝素或口服双香豆素类药物等。

(四) 凝血酶时间（TT）

见凝血四项检验。

(五) 血浆复钙时间（PRT）

1. 参考区间

健康成人：2.18~3.77min。结果大于正常对照40%有临床意义。

2. 临床应用

同凝血时间（CT）测定，但比CT敏感。

(六) 复钙交叉试验（CRT）

1. 参考区间

延长的复钙时间被1/10体积的健康人混合血浆所纠正，表明病人有内源性凝血因子（如FVIII、FIX、FXI等）缺陷；延长的复钙时间不被等量健康人混合血浆所纠正，表明患者血液中含有病理性抗凝物质。

2. 临床应用

(1)用于出血的鉴别诊断:某些血友病患者,由于长期输入凝血因子,体内产生凝血因子的抗体,可加剧出血的发生。

(2)凝血因子缺乏和病理性抗凝物质初筛试验:某些女性及老年男性病人,无血友病史,若出现类似血友病的出血症状时,可应用复钙交叉试验进行初筛后,再进行相应凝血因子及抗体的检测。

(七)凝血酶原消耗试验(PCT)

1.参考区间

37℃下,大于25s为正常;20~25s为可疑;小于20s为异常。

2.临床应用

消耗减低见于:

(1)内源性凝血活酶生成障碍,如FⅤ、FⅨ、FⅪ减少引起的先天性凝血酶原缺乏症、血友病、肝脏病等。

(2)血小板减少或缺乏,如特发性或继发性血小板减少性紫癜、血小板无力症、血小板第3因子(PF3)缺乏症、骨髓增生异常综合征、尿毒症和服用抗血小板药物等。

(3)维生素K缺乏症或使用双香豆素药物等。

(八)凝血因子Ⅷ(FⅧ:C)、Ⅸ(FⅨ:C)、Ⅺ(FⅪ:C)、Ⅻ(FⅫ:C)的活性测定

1.参考区间

FⅧ:C:(103±25.7)%;FⅨ:C:(98.1±30.4)%;FⅪ:C:(100±18.4)%;FⅫ:C:(92.4±20.7)%。

2.临床应用

(1)增高:FⅧ:C、FⅪ:C、FⅫ:C增高,主要见于血栓前状态和血栓性疾病,尤其是静脉血栓形成,如深静脉血栓形成、肺栓塞、肾病综合征以及妊娠高血压、恶性肿瘤、口服避孕药等。急性炎症、感染、大手术后急性反应蛋白含量增高时,亦见FⅧ:C水平增高。

(2)减低:①FⅧ:C减低见于血友病甲,按FⅧ:C减低程度可将其分为重型(<2%)、中型(2%~5%)、轻型(6%~25%)、亚临床型(26%~45%),其次见于血管性假血友病(Ⅰ型、Ⅱ型)和DIC。②FⅨ:C减低见于血友病乙(分型同血友病甲),其次见于肝脏疾病、维生素K缺乏症、DIC和口服抗凝药时。③FⅪ:C减低见于血友病丙、DIC和肝脏疾病等。④FⅫ:C减少见于先天性因子Ⅻ缺乏症、DIC和肝脏疾病等。

(九)Ⅷ因子相关抗原(FⅧ:Ag)

1.参考区间

FⅧ:Ag:(96.1±28.3)%。

2.临床应用

(1)鉴别血管性假性血友病和血友病甲:血管性假性血友病ⅧR:Ag明显减低,而血友病甲正常。

(2)ⅧR:Ag增高:见于肾脏病、糖尿病伴血管病变、心肌梗死、肝脏病变、静脉血栓形成以及妊娠后期先兆子痫等。

五、纤维蛋白溶解系统及纤维蛋白溶解与抗凝分子标志物检查

纤维蛋白溶解系统,简称纤溶系统,是纤溶酶原及其被激活后形成的纤溶酶,以及与它

们活性有关的激活物和抑制物组成的使血管内纤维蛋白发生溶解的系统。纤溶是正常人体的重要生理功能,它在清除血管和腺体排泌管道内形成和沉积的纤维蛋白,保证管道通畅,防止血栓形成,排除伤口或炎症灶内的纤维蛋白,促进伤口愈合等方面起重要作用。纤溶系统与血液中抗凝物质组成抗凝血系统。抗凝血系统与凝血系统两者保持动态平衡,使血液保持液体状态正常流动。

(一)纤维蛋白原(Fib)

见凝血四项检验。

(二)纤维蛋白降解产物(FDP)

1.参考区间

健康成人:血<5mg/L;尿 28±17μg/L。

2.临床应用

(1)血内增高:见于纤溶亢进、DIC、出血性血小板增多症、白血病、尿毒症等。

(2)尿内增高:见于慢性肾炎肾病型、尿毒症。肾炎患者血清和尿纤维蛋白降解产物(FDP)均增高,但尿的阳性率远远超过血清。因此,尿 FDP 对肾炎的诊断更有意义,且可用于鉴别肾小球肾炎与肾病,前者治疗前尿中 FDP 常大于 1.25mg/L,而后者常小于 1.25mg/L。

(三)优球蛋白溶解时间(ELT)

1.参考区间

健康成人:加钙法>120min;加凝血酶法 99~147min。

2.临床应用

(1)ELT 缩短(<90min):表示纤溶活性增强,见于原发性或继发性纤溶亢进,如 DIC、广泛烧伤、出血性休克、胸外科手术、胎盘早期剥离、羊水栓塞、输血反应、急性白血病、慢性肾炎、肝脏疾病等。

(2)ELT 延长:表示纤溶活性减低,见于血栓前状态或血栓性疾病,如心肌梗死、脑血管病、深静脉血栓形成等。

(四)血浆鱼精蛋白副凝集(PPP/3P)试验

1.参考区间

健康成人为阴性。

2.临床应用

(1)阳性常见于 DIC,特别在早期存在纤维蛋白降解产物片段时;DIC 晚期多为阴性。

(2)继发性纤溶早期、晚期肝硬化、癌转移、心脏手术、高纤维蛋白血症、异常球蛋白血症或局部血管发生凝血时也多呈阳性。

(五)纤溶酶原活性(PLG)

1.参考区间

健康成人:(85.55±27.83)%。

2.临床应用

(1)增高:表明纤溶活性减弱,常见于血栓前状态和血栓性疾病,如心肌梗死、冠心病、糖尿病、妊娠高血压综合征、脑栓塞形成、静脉血栓形成等。

(2)降低:表明纤溶活性增强,常见于肝硬化、肺叶切除术、肝移植、DIC、严重感染等。

(六)血浆 D-二聚体(D-D)

1.参考区间

定性试验健康成人为阴性;定量试验健康成人:0~0.256mg/L。

2.临床应用

(1)D-二聚体只有在血栓形成后才增高,是诊断血栓形成的重要分子标志物。增高常见于深静脉血栓形成、肺栓塞、心肌梗死、DIC 继发纤溶亢进等。

(2)原发性和继发性纤溶亢进的鉴别:前者 D-二聚体正常,后者则显著增高,见于广泛烧伤、出血性休克、胸外科手术、肝脏疾病等。

(3)D-二聚体增高作为血栓性疾病的诊断时,应排除可能引起 D-二聚体增高各种原因;反之,一般可排除急性血栓性疾病。但若临床上已有明显的血栓形成所致的症状与体征时,D-二聚体仍<0.5mg/L,则应考虑患者有无纤溶活性低下的可能。

(七)游离肝素时间

(1)参考区间:健康成人为阴性。

(2)临床应用:凝血酶时间延长,加入甲苯胺蓝后使凝血酶时间缩短 5s 以上为阳性,见于弥散性血管内凝血、严重肝病、肝叶切除、肝移植、过敏性休克及使用肝素、氮芥等。区别肝素及类肝素物质不能仅靠本试验。

(八)抗凝血酶Ⅲ活性(AT-Ⅲ:A)

1.参考区间

健康成人:85%~135%。

2.临床应用

(1)AT-Ⅲ活性减低:可导致血栓形成,见于先天性 AT-Ⅲ缺陷病及获得性 AT-Ⅲ缺陷。后者见于肝脏疾病、DIC、外科手术后以及血栓前状态或血栓性疾病如心绞痛、心肌梗死、缺血性脑血管病、深静脉血栓形成、肺栓塞等。

(2)AT-Ⅲ活性增高:可引起出血,见于口服抗凝药物后、血友病、白血病、再生障碍性贫血等。

(九)α_2-抗纤溶酶活性(α_2-AP:A)

1.参考区间

健康成人:(95.6±12.8)%。

2.临床应用

(1)减低:常见于肝病、严重感染、DIC 及溶栓治疗等。

(2)增高:常见于血栓前状态或血栓性疾病,如心肌梗死、心绞痛、缺血性脑病、肺梗塞、深静脉血栓形成等。

(十)α_2-巨球蛋白(α_2-MG)

1.参考区间

健康成人(免疫单扩散法):男性 1.5~3.50g/L;女性 1.75~4.70g/L。

2.临床应用

(1)增高:见于慢性肾炎、肾病综合征、肝脏疾病、糖尿病、炎症反应、恶性肿瘤、自身免疫性疾病等。

(2)降低:见于DIC、急性胰腺炎、系统性红斑狼疮、急性肾炎等。

(十一)血浆β-血小板球蛋白(β-TG)和血小板第4因子(PF4)

1.参考区间

ELISA法:β-TG 16.4±9.8ng/ml;PF4 3.2±2.3ng/ml。

2.临床应用

血浆β-TG和PF4增高,表明血小板被激活及释放反应亢进,见于血栓前状态和血栓性疾病,如急性心肌梗死、脑血栓形成、糖尿病伴微血管病变、DIC、肾病综合征、尿毒症、静脉血栓形成等。

(十二)纤维蛋白肽A(FPA)

1.参考区间

健康成人:男性不吸烟为1.83±0.61μg/L;女性不吸烟为2.22±1.04μg/L。

2.临床应用

纤维蛋白肽A增高见于急性心肌梗死、不稳定性心绞痛、脑梗死、DIC、深静脉血栓形成、妊娠高血压综合征、尿毒症、肺栓塞、肾病综合征、系统系红斑狼疮、转移性恶性肿瘤及大面积烧伤等。

(十三)血浆蛋白C活性(PC:A)

1.参考区间

健康成人:(102.5±20.1)%。

2.临床应用

(1)降低:见于先天性蛋白C(PC)缺陷(Ⅰ型和Ⅱ型)和获得性PC缺陷(DIC、肝功能不全、呼吸窘迫综合征、手术后、口服双香豆素抗凝剂等)。

(2)增多:见于冠心病、糖尿病、肾病综合征、炎症和妊娠后期等。

(十四)血浆蛋白C抗原(PCAg)

1.参考区间

免疫火箭电泳法:0.82~1.22。

2.临床应用

(1)降低:见于先天性蛋白C缺陷和获得性蛋白C缺陷,如肝脏疾病、手术后、弥散性血管内凝血、成人型呼吸窘迫综合征等。

(2)升高:见于血栓性疾病和血栓前状态,如弥散性血管内凝血、深部静脉血栓形成、缺血性心脏病、急性心肌梗死、心绞痛、糖尿病、肾病综合征、妊娠后期等。

(十五)血浆蛋白S抗原(PSAg)

1.参考区间

TPS:(96.6±9.8)%;FPS:(100.9±29.1)%。

2.临床应用

血浆蛋白S抗原减低:见于先天性和获得性血浆蛋白S抗原缺乏症(肝脏疾病、口服抗凝药物等)。

第六节 血液流变学检验指标的临床应用

血液流变学是一门新兴的生物力学及生物流变学分支,是研究血液宏观流动性质、人和动物体内血液流动和细胞变形以及血液与血管、心脏之间相互作用、血细胞流动性质及生物化学成分的一门科学。是研究血液的流动性、血液的有形成分、血管和心脏的黏弹性在各种疾病时的变化,了解这些变化的病理生理意义,有利于疾病的诊断、治疗和预防,血液流变学又称为临床血液流变学或医学血液流变学。

一、全血黏度(BV)

血液黏度对剪切力有依赖性,一般把 50mPa·s(毫帕·秒)动力黏度单位以下视为低剪切范围,50~100mPa·s 视为中剪切范围,大于 100mPa·s 视为高剪切范围,根据剪切力的不同,可分为高、中、低切黏度。高剪切力下的全血黏度反映红细胞的变形性,低剪切力下的全血黏度反映红细胞的聚集性,中剪切力下的全血黏度是过渡点,临床意义不十分明显。

1.参考区间

高切变率(230/s):男性 4.53±0.46mPa·s,女性 4.22±0.41mPa·s;低切变率(11.5/s):男性 4.22±0.41mPa·s,女性 8.37±1.22mPa·s。

2.临床应用

(1)增高:①心、脑血管疾病:见于冠心病、高血压、高血脂、动脉粥样硬化、心功能不全、缺血性中风、出血性中风。②血液病:见于红细胞增多症、白血病、异常免疫球蛋白血症、遗传性球形红细胞增多症、弥散性血管内凝血。③其他疾病:见于糖尿病、慢性肝炎、肝硬化、慢性支气管炎、肺心病、肺气肿、脱水、休克及某些恶性肿瘤。

(2)降低:见于各种原因所致的贫血、出血性疾病、肝硬化、尿毒症等。

二、血浆黏度(SV)

血浆黏度是指血浆的黏稠程度。血流黏滞性主要决定于血细胞压积和血浆蛋白的浓度。血细胞在血液邻层间形成摩擦力,血浆蛋白浓度愈高则血流愈慢。如果把水的黏度定为1,则正常血液黏度为 3~4,而血浆黏度为 1.5~2.0,即正常时,血浆黏度远不及红细胞压积那么重要。在病理情况下,如血脂蛋白和纤维蛋白原浓度升高时,血浆液度也会升高。通常,不单独考虑血浆黏度,而综合测定血液黏度(血液黏度计)。血液黏度是血流动力学的重要指标之一,它与药效、病理有着密切的关系。

(1)参考区间:健康成人:男性 1.76±0.04mPa·s;女性 1.78±0.06mPa·s。

(2)临床应用:同全血黏度测定。

三、红细胞比容(HCT)

红细胞比容是指在规定条件下单位容积全血中红细胞所占容积的比值。HCT 测定的目的是:①诊断贫血、真性红细胞增多症和红细胞增多;②测定血液稀释和血液浓缩的变化;③计算平均红细胞体积(MCV)和平均红细胞血红蛋白浓度(MCHC)。

HCT 检测方法有温氏法(Wintrobe 法)、微量法、血细胞分析仪法、放射性核素法、比重计法、折射仪法和黏度计法等,临床以血细胞分析仪法最常用。

见红细胞比容测定。

四、血沉方程K值

红细胞比积与红细胞沉降率之间有依赖关系,若应用红细胞比积管先测定血沉,离心后再测定比积,可见红细胞比积减少时,血沉增快,比积增大时,血沉减慢。将血沉与红细胞比积间相互关系应用公式推导出K值,在临床检验中根据血沉和K值做出判断更为准确。血沉方程K值能排除红细胞比积的影响,且能反映红细胞沉降能力。

临床意义:若血沉大、K值也大,可以肯定血沉快;血沉正常、K值正常,可以肯定血沉正常;血沉正常、K值大,可以肯定血沉快;血沉快、K值正常,可以肯定红细胞比积低。

1.参考区间

健康成人K值的均值为53±20。

2.临床应用

查阅"红细胞沉降率测定"。但较单纯的红细胞沉降率(血沉)能更合适地反映细胞聚集程度。

(1)若血沉增快,计算出K值大,说明血沉增快是确定性的,红细胞聚集性高。

(2)若血沉正常,计算出K值大,则表明红细胞压积增加,使血沉表面处于正常范围,实际上是血沉增加,且红细胞聚集性高。

(3)若血沉增加,而K值正常,则表明为红细胞压积降低所造成的影响,实际血沉并不快。

(4)若血沉正常,K值亦正常,表明血沉确在正常范围内,红细胞聚集性不高。

五、红细胞变形能力指数

(1)参考区间:健康成人:180/s为小于1.00。

(2)临床应用:红细胞变形能力降低见于冠状动脉狭窄、急性心肌梗死、冠心病、脑动脉硬化及脑梗死、肝硬化、糖尿病、自身免疫性溶血性贫血、再生障碍性贫血、骨髓增生异常综合征、遗传性球形红细胞增多症、慢性肾功能不全等。

六、血小板黏附率

血小板具有黏附于损伤的血管表面或异物表面的特性。一定量血液与一定表面积的异物接触后,即有相当数目的血小板黏附于异物表面。测定接触前后血小板数之差,即为黏附于异物表面的血小板数,由此可求出占血小板总数的百分率。

血小板黏附率增高见于高凝状态和血栓栓塞性疾病;血小板黏附率减低见于血小板无力症、血管性血友病、巨血小板综合征、贮存池病、骨髓增生异常综合征、尿毒症、肝硬化、浆细胞瘤、服用抗血小板药物、急性白血病以及血小板减少症等。

1.参考区间

健康成人:0.21~0.32;儿童:0.17~0.30。

2.临床应用

(1)增高:见于冠心病、糖尿病、脑血栓形成、高脂血症、多发性硬化症、雷诺症、高血压、静脉血栓形成、肥胖症、痛风症等。

(2)降低:见于白血病、尿毒症、肝硬化、再生障碍性贫血、假性血友病、血小板无力症等。

七、体外血栓形成

体外血栓形成试验是检测血液的流动性、黏滞性及凝固性等多种血液流变学因素的体现。研究血栓形成的机理及其血栓形成与动力学因素之间的关系,对辅助与血栓形成有关的某些疾病的诊断、治疗、预防和药物研究有重要意义。

(1)参考区间:健康成人,血栓长度:12.02~22.48mm;血栓湿重:40.58~63.20mg;血栓干重:8.70~21.20mg。

(2)临床应用:体外血栓增加表明有形成静脉或动脉血栓的倾向,见于心肌梗死、心绞痛、脑血栓形成、深静脉血栓形成、高脂血症、动脉粥样硬化、高血压、糖尿病、急慢性肾炎、大叶性肺炎、渗出性胸膜炎及某些恶性肿瘤等。

八、红细胞沉降率(ESR)

红细胞沉降率是指红细胞在一定条件下沉降速度,简称血沉,血沉测定方法有很多种,有魏氏法、库氏法、温氏法,国际血液学标准化委员会推荐魏氏法。

血沉(魏氏法)

血液经枸橼酸钠抗凝后,吸于特制血沉管中,竖立1h,观察其红细胞下沉的速度,以所暴露出血浆段的示度(mm)表示。红细胞沉降率受下列因素影响:①血浆性质:一般认为血沉变化,主要是血浆各种蛋白成分比例的改变,而与总蛋白浓度无关。在正常情况下,血浆蛋白所带正负电荷呈平衡状态,而红细胞带负电荷,彼此排斥较为稳定,白蛋白带负电荷,球蛋白与纤维蛋白原带正电荷。如血浆中纤维蛋白原或球蛋白的含量增加时,使红细胞表面的负电荷减少,遂成缗钱状而容易下沉使血沉增快;如血浆纤维蛋白原减少或白蛋白增加时,血沉则减慢。②红细胞比容和形状:正常情况下,红细胞沉降力和血浆回流阻逆力保持一定程度的平衡状态,如红细胞比容降低,总面积减少,承受血浆阻力减少,则血沉加快。如红细胞数量太少,则影响聚集成缗钱状,以至血沉的加快与红细胞减少不成比例。反之,红细胞比容增加,则血沉减慢。此外红细胞形状也有一定影响,红细胞直径愈大,血沉愈快。另外红细胞的位置等均影响血沉下降速度。

血沉在临床上不是一个特异性指标,绝大多数的急慢性感染,肿瘤,具有组织变性、坏死性疾病等血沉加快,在动态观察结核病及风湿疾病的发展,治疗的预后上有重要意义。

1.参考区间

健康成人:男性0~15mm/h;女性0~20mm/h。儿童较成人略低,老年人随年龄增长略有增快。

2.临床应用

(1)血沉增快有生理性因素和病理性因素。

生理因素:血沉随年龄的增长而加快,65岁以上的老年人,血沉有时可达40mm/h。常用以下公式来调整血沉的正常上限值:血沉(男性)=年龄÷2,血沉(女性)=(年龄+10)÷2。孕妇由于血浆容量增加,从第3个月起血沉就加快,分娩后3周恢复正常。妇女在月经期血沉也稍快。

病理因素:①风湿活动或病情活动,急性风湿热、风湿性关节炎、类风湿性关节炎等。②各种原因导致的高球蛋白血症,系统性红斑狼疮(SLE)、干燥综合征、系统性硬化症和亚急性感染性心内膜炎等所致的高球蛋白血症;慢性肾炎和肝硬化等引起的相对性高球蛋白血症;多发性骨髓瘤和巨球蛋白血症等血浆病理性高球蛋白血症。值得注意的是,如 IgM 明显增多而导致血浆黏稠度增高(高黏综合征)的巨球蛋白症患者,血沉可正常甚至减慢。③各种急性的全身和局部感染:活动性结核病,心肌炎,疟疾,肺炎等。④组织损伤及坏死:心肌梗死时常于发病后 1 周左右血沉增快,并持续 2~3 周,心绞痛时血沉正常。⑤恶性肿瘤:迅速增长的恶性肿瘤常使血沉增快,而良性肿瘤血沉多正常。⑥其他:严重贫血,甲状腺功能亢进,铜、砷或酒精中毒等。应根据临床表现所提示的疾病,再进行相关的检查。

(2)减慢主要出现在真性红细胞增多症、酸中毒、支气管哮喘等疾病时。

(党海燕)

第二章 血液病骨髓细胞学检验指标的临床应用

第一节 常见贫血的骨髓细胞学(骨髓象)诊断

一、贫血概述

贫血指单位容积血液中红细胞数、红细胞压积容量和血红蛋白含量低于正常值下限的综合征的统称。其临床表现为皮肤和可视黏膜苍白,以及各组织器官由于缺氧而产生的一系列症状,如心率加快、脉搏增强、呼吸困难、肌肉无力等。

贫血的单位容积血液中的血红蛋白(HGB)量、红细胞(RBC)数和红细胞比容(HCT)低于正常标准。公认贫血诊断标准为:

成人:男性 HGB<120g/L、或<125g/L,HCT<0.41(41%);女性 HGB<100g/L、或<110g/L,HCT<0.37(37%)。

孕妇:HGB<100g/L、或<105g/L。3个月至6岁儿童 HGB<110g/L、6~14岁<120g/L 时可诊断为贫血。

1.贫血的临床分级标准

(1)轻度:临床症状轻微,HGB 为 91~120g/L;

(2)中度:体力劳动后心慌、气短,HGB 为 61~90g/L;

(3)重度:卧床休息也感心慌气短,HGB 为 31~60g/L;

(4)极重度:易合并贫血性心脏病,HGB<30g/L。

2.贫血的类型

临床上按贫血的病因和发病机制确定贫血的类型。在实验诊断中,可按成熟 RBC 的形态,平均红细胞体积(MCV)、平均红细胞血红蛋白量(MCH)、平均红细胞血红蛋白浓度(MCHC)、红细胞体积分布宽度(RDW)、骨髓象的改变来确定类型。在骨髓检验中分为增生性贫血、增生不良性贫血、巨幼红细胞贫血(MegA)。增生性贫血包括缺铁性贫血(IDA)、各种溶血性贫血(HA)、急性失血性贫血,其特点是骨髓有核细胞增生活跃或明显活跃。增生不良性贫血是骨髓增生减低或重度减低,如原发性或继发性 AA。MegA 是骨髓出现巨幼红细胞的增生性贫血,如营养性 MegA、恶性贫血等。

二、缺铁性贫血(IDA)

缺铁性贫血是指体内贮存铁缺乏,影响血红素合成引起的贫血,系铁缺乏症的晚期表现。其特征是骨髓、肝、脾缺乏可染性铁,血浆铁及转铁蛋白饱和度均极度减少,典型贫血是小细胞低色素型,极严重时尚有上皮细胞病变。本病是贫血中最常见类型,普遍存在于世界各地,发生于各年龄组,尤多见于婴幼儿和育龄期妇女。其所伴发的精神障碍以脑衰弱综合征多见。

(一)骨髓象

(1)有核细胞增生活跃或明显活跃,粒红比值变小。

(2)粒系数目、分化(成熟)、形态正常。

(3)红系显著增生,以中、晚幼红细胞为主。幼红细胞体积较小,血红蛋白合成能力差,胞浆较少,着色偏碱,边缘不整齐,呈锯齿状或如破布样。核浓缩,染色质致密深染,出现"老核幼浆"型核浆发育不平衡现象。成熟RBC体积大小不均,多数偏小,中心淡染区扩大,甚至呈环状,可见嗜多染RBC、点彩RBC、椭圆形RBC、靶形RBC等异形RBC。

(4)巨核细胞数目、分化(成熟)、形态正常。血小板(PLT)数目和形态基本正常。

(5)淋巴细胞、单核细胞、浆细胞和其他非造血细胞数目、形态正常。

(6)无寄生虫和特殊的异常细胞。

(二)血象

(1)白细胞(WBC)总数正常。

(2)各类WBC数量和形态基本正常(无幼稚细胞)。

(3)PLT数量、形态、颗粒、聚集性等无异常。少数可见PLT减少。

(4)成熟RBC大小不均和小细胞低色素改变,基本同骨髓象,可见幼红细胞。

(5)无血液寄生虫及其他异常细胞。

(三)其他

(1)轻度贫血时,RBC计数可在参考值范围内,HGB可降低,往往呈正色素正细胞性或正细胞低色素性贫血,但此时常出现红细胞大小不均,红细胞体积分布宽度(RDW)增大。HGB减少较RBC更为明显。网织红细胞(Ret)正常或轻度增多。

(2)骨髓铁染色细胞外铁阴性或明显减少,细胞内铁明显减少。

(3)MCV<80fl,MCH<32pg,MCHC<320g/L。

(四)诊断与鉴别诊断

1.诊断

临床上缺铁可分为贮铁缺乏、缺铁性RBC生成及IDA 3个阶段。其诊断标准分别如下:

(1)贮铁缺乏:符合以下任何一条即可诊断。①血清铁蛋白<14μg/L。②骨髓铁染色显示细胞外铁消失,或铁粒幼细胞<15%甚至消失。

(2)缺铁性RBC生成:符合贮铁缺乏诊断标准,并具备以下任何一条即可诊断。①转铁蛋白饱和度<15%。②RBC游离原卟啉>0.9μmol/L(50μg/dl)(全血)。

(3)IDA:①小细胞低色素性贫血,男性HGB<120g/L,女性HGB<110g/L,孕妇HGB<100g/L;MCV<80fl,MCH<26pg,MCHC<0.31g/L;RBC形态可有明显低色素表现。②有明确的缺铁病因和临床表现。③血清(血浆)铁<10.7μmol/L,总结合力>64.44μmol/L。④运铁蛋白饱和度<0.15。⑤骨髓铁染色显示骨髓小粒可染铁消失,铁粒红细胞<15%。⑥RBC原卟啉(FEP)>0.9μmol/L(全血),或血液锌原卟啉(ZPP)>0.96μmol/L(全血),或FEP/HGB>4.5μg/g HGB。⑦血清铁蛋白<14μg/L。⑧铁剂治疗有效。

如有合并症如感染、炎症、肝病、肿瘤等情况时,需测定红细胞内碱性铁蛋白,如降低才能诊断缺铁,或借助骨髓铁染色显示细胞外铁消失作为标准。

2.鉴别诊断

主要与其他小细胞性贫血相鉴别。

(1)珠蛋白合成障碍性贫血:呈小细胞低色素性贫血,血涂片中可见靶形 RBC。血清铁、转铁蛋白饱和度及骨髓铁染色不降低。

(2)铁粒幼细胞性贫血:可出现大量环形铁粒幼细胞。血清铁、血清铁蛋白明显升高。

(3)慢性病性贫血:常伴有慢性感染、炎症或肿瘤的相应症状。转铁蛋白饱和度正常或稍低;血清铁蛋白增高;骨髓铁染色显示细胞外铁增加而细胞内铁减少。

三、巨幼红细胞性贫血(MegA)

巨幼红细胞性贫血是由叶酸及(或)维生素 B12 缺乏,或其代谢异常导致细胞内脱氧核糖核酸合成障碍而引起的一组贫血。其特点为骨髓中含有巨幼红细胞和巨幼粒细胞,外周血呈现全血细胞减少,可见卵圆形大红细胞和核分叶过多(6 叶或 6 叶以上)的嗜中性粒细胞。临床上以贫血症状最常见,部分患者可有神经症状及精神失常。

(一)骨髓象

(1)有核细胞增生活跃或明显活跃,粒红比值变小。

(2)粒系数目正常或偏低,中性粒细胞自中幼阶段以后有巨型改变,以巨晚幼粒细胞和巨杆状粒细胞多见,细胞体积增大,直径可达 30μm,胞浆可呈灰蓝色,特异性颗粒减少,可见空泡,胞核肿胀,可呈不规则形或马蹄形,部分成熟粒细胞分叶过多,常为 5~9 叶,甚至达 12~15 叶(称巨多分叶核中性粒细胞)。

(3)红系显著增生,各阶段巨幼红细胞(RBC)大于 10%,高者可达 30%~50%。巨幼红细胞胞浆丰富,胞体大于同阶段的幼红细胞;核染色较淡,染色质较同阶段的细胞细致、疏松;核浆发育不平衡,胞浆成熟较核为早,即"幼核老浆"现象;异常有丝分裂增多,可见核畸形或多核巨幼红细胞。正常幼红细胞减少。成熟 RBC 明显大小不均,但多数偏大,平均直径大于 8μm,个别可大于正常细胞数倍,易见椭圆形大 RBC 等异形 RBC,可见嗜多染 RBC、点彩 RBC、豪焦小体和卡波环等。

(4)巨核细胞数目正常,可出现巨核细胞分叶过多或巨大型,胞浆中缺乏颗粒。此种巨核细胞血小板(PLT)生成障碍,可见巨大 PLT。

(5)淋巴细胞、单核细胞、浆细胞和其他非造血细胞数目、形态基本正常。

(6)无寄生虫和特殊的异常细胞。

(二)血象

(1)白细胞(WBC)总数正常偏低或减少。

(2)中性粒细胞正常偏低,形态基本同骨髓象,偶尔出现晚幼粒和中幼粒细胞。

(3)淋巴细胞、单核细胞无特殊。

(4)PLT 可减少,有巨大 PLT 出现。

(5)成熟 RBC 基本同骨髓象。可见晚巨幼红细胞。

(6)无血液寄生虫及其他异常细胞。

(三)其他

1.网织红细胞(Ret)正常或增多

RBC减少较血红蛋白(HGB)更为明显。

2.本骨髓象对叶酸、维生素B_{12}治疗反应很敏感

一般在用药后24~72h巨幼红细胞消失。

3.MCV>94fl,MCH>32pg,MCHC 320~360g/L。

4.其他检验

根据血象和骨髓象并结合临床资料,即可做出MegA的诊断,但要区别是维生素B_{12}缺乏还是叶酸缺乏所致,故需要做以下特殊试验。

(1)血清维生素B_{12}含量测定:正常为160~1 000ng/L,这是检查维生素B_{12}缺乏的最直接方法,可用微生物或同位素稀释法测定,目前多采用后一种方法。如低于100ng/L,维生素B_{12}缺乏的诊断即可成立。

(2)血清叶酸含量测定:正常为6~21pg/ml,维生素B_{12}缺乏患者为2~32pg/ml。

(3)RBC叶酸含量测定:这种检查法不如血清叶酸量测定那样敏感,在正常状态下RBC内所含的叶酸量为100~600ng/L。叶酸缺乏患者RBC叶酸量低于100ng/L。

(4)尿甲基丙二酸测定:健康成人每24h由尿排泄的甲基丙二酸不超过9mg,一般为0~3.5mg。维生素B_{12}缺乏时,每日可达300mg以上,叶酸缺乏时尿内不见甲基丙二酸的排泄。

(5)维生素B_{12}吸收试验(Schilling试验):将用60Co标记的维生素B120.5~2.0μg溶于100ml水中,使患者于空腹时吞下,2h后肌内注射1 000μg维生素B_{12},收集24h尿液测定放射性同位素活性。健康人每日从尿中排泄量大于为口服量的7%以上(9%~36%),低于此值提示维生素B12吸收不良,恶性贫血排出量仅为0~1.2%。如在60Co-B_{12}内混入内因子,再重复试验,能鉴别其吸收不良系内因子缺乏或胃肠吸收不佳所致,如加入内因子后,尿中排出增加,排出量达到正常,则有助于恶性贫血的诊断。

(6)血清铁、运铁蛋白饱和度和铁蛋白均增高:由于RBC寿命缩短和无效造血,血清间接胆红素和乳酸脱氢酶增高。

(四)诊断和鉴别诊断

根据病史、体征和临床表现,结合血象和骨髓象的变化,MegA的诊断一般并不困难。维生素B_{12}和叶酸的测定以及尿甲基丙二酸、血清高半胱氨酸和维生素B_{12}吸收试验等特殊检查,不仅可以帮助MegA的诊断,还可以进一步鉴别是维生素B12的缺乏还是叶酸的缺乏所致。当没有条件进行上述特殊检查,且并非危重患者时,可用治疗性试验帮助诊断。

骨髓中出现典型的巨幼红细胞增生是本病的血液形态学特征,巨幼红细胞可达30%~50%,其中,原始巨红细胞和早巨幼红细胞可占半数以上,同时可见粒细胞系的巨变。但在临床上所见到的巨幼红细胞的增多,不一定就是MegA,应注意与红血病、红白血病、白血病、MDS、维生素B_{12}和B_6反应性MegA、抗代谢药物所引起的过渡型巨红细胞样改变等加以鉴别。以上疾病和药物所引起的巨幼红细胞,对维生素B_{12}和叶酸治疗无反应,当临床鉴别有困难时,可用维生素B_{12}和叶酸做治疗性诊断。

对于MegA与红血病和红白血病的鉴别,除骨髓细胞形态学检查外,还可进行糖原染色,前者的幼红细胞PAS为阴性,而后者的幼红细胞则为阳性,有助于鉴别。红血病、红白血病、MDS等疾病的骨髓中也可出现很多巨幼红细胞,但它们常伴有原始粒细胞的增多或病态

造血,且叶酸和维生素 B_{12} 治疗无效,亦可予以鉴别。

(五)诊断性治疗

在无条件进行上述特殊检查时,可用诊断性治疗试验来帮助。方法是在试验前 10d 及试验中忌食富含维生素 B_{12} 和叶酸的食物,每天口服叶酸 $200\mu g$,共 10d,或一次肌内注射维生素 $B_{12} 5\mu g/d$。3d 后 Ret 升高,5~8d 达高峰,即分别考虑是叶酸缺乏还是维生素 B_{12} 缺乏。

四、溶血性贫血(HA)

溶血性贫血是由于各种原因使红细胞(RBC)寿命缩短,破坏加速,超过骨髓造血代偿能力所致的一类贫血。骨髓有很强的代偿能力,在强刺激下可使其造血能力增加到正常的 6~8 倍。只有当 RBC 平均寿命短于 15~20d 时,才会发生 HA。若 RBC 寿命缩短,破坏加快尚未超过骨髓造血代偿能力时,临床上不表现贫血,称为代偿性溶血性疾病。HA 分类如下:

(1)按病因和发病机制分为两大类:①RBC 内在异常:是 RBC 在骨髓内生成时本身即有缺陷而容易遭受破坏。若将此种患者的 RBC 输给健康人,其寿命比受血者的 RBC 短,而健康人的 RBC 输给患者,则其寿命保持正常。此类 HA 中,除阵发性睡眠性血红蛋白尿症(PNH)外,均为遗传性缺陷,它又分为膜缺陷、酶缺陷和血红蛋白病(HGB 病)三类。②RBC 外在异常:是血浆或其他异常因素作用于正常 RBC,使其破坏加速。如把健康人的 RBC 输给患者,则正常 RBC 同样被迅速破坏,当把患者 RBC 输给健康人时,其寿命能保持正常。此类溶血一般属获得性(后天性)。

(2)按溶血发生的部位分:①血管外溶血:指 RBC 被单核-巨噬细胞系统识别并破坏。此类贫血多为慢性经过,常伴有脾肿大。遗传性 HA 多属此类。②血管内溶血:指 RBC 直接在血管内破坏。多为急性发作,脾肿大不明显,以获得性多见。临床上有些疾病两种溶血均有,如自身免疫性溶血性贫血(AIHA)、蚕豆病等。

(3)按溶血的急缓分为急性 HA 和慢性 HA。

上述分类方法在临床应用上各有其优点,为了对 HA 的鉴别诊断更加有利,最好先分为遗传性和获得性两大类,然后再进一步按发病机制进行分类,以缩小鉴别诊断的范围。

1.骨髓象

(1)有核细胞明显活跃,粒红比值变小。

(2)粒系数目、分化(成熟)、形态一般为正常。

(3)红系显著增生,分裂象增多。成熟 RBC 大小不均,易见异形 RBC、嗜多染 RBC、点彩 RBC,可见巨幼样红细胞,偶见豪焦小体、卡波环。在某些 HA 病中,可见特异性形态改变,如遗传性球形红细胞增多症(HS)见小球形 RBC 增多、遗传性椭圆形红细胞增多症(HE)见椭圆形 RBC 增多、遗传性口形红细胞增多症见口形 RBC 增多等。

(4)巨核细胞和血小板(PLT)数目正常或增多,形态皆无特殊变化。

(5)淋巴细胞、单核细胞、浆细胞和其他非造血细胞数目、形态基本正常。

(6)无寄生虫和特殊的异常细胞。

2.血象

(1)白细胞(WBC)总数正常或增多。

(2)可有中性粒细胞核左移现象和中毒改变。常见核分叶过多现象(无幼稚细胞)。

(3)淋巴细胞、单核细胞无特殊。

(4)PLT可呈反应性增多。

(5)RBC大小不等,易见异形RBC、大RBC、嗜多染RBC、点彩RBC、RBC碎片,幼红细胞增多。基本同骨髓象。

(6)无血液寄生虫及其他异常细胞。

3.其他

网织红细胞(Ret)显著增多,常可达70%或更高。RBC和HGB呈平衡下降。

五、再生障碍性贫血(AA)

再生障碍性贫血简称再障,是一组由化学、物理、生物因素及不明原因所致的骨髓干细胞功能障碍及造血微环境损伤,造血红骨髓被脂肪组织所替代,从而造成血液中全血细胞减少的一类贫血。

1.骨髓象

(1)有核细胞增生明显降低,常见很多脂肪滴。粒红比值多为正常。

(2)粒、红、巨核细胞三系均少见,分化、形态一般为正常。

(3)淋巴细胞、单核细胞以及肥大细胞、浆细胞、网状细胞等非造血细胞数目正常或增多,形态基本正常。

(4)无寄生虫和特殊的异常细胞。

2.血象

(1)白细胞(WBC)总数减少。

(2)中性粒细胞明显减少,形态基本正常。

(3)淋巴细胞和单核细胞正常或减少,形态正常。

(4)血小板(PLT)明显减少,形态不规则,体积小,颗粒少。

(5)红细胞(RBC)形态正常,但可见大RBC。

(6)无血液寄生虫及其他异常细胞。

3.其他

血清铁增高,骨髓铁染色可见细胞内、外铁均增加;中性粒细胞碱性磷酸酶(NAP)活性增强;骨髓活检,AA患者造血组织与脂肪组织之比在2:3以下(正常成人为1:1),非造血细胞增多;造血干细胞培养大多数患者的集落生成单位(CFU-C)等减少;将AA患者的血清与健康人骨髓细胞共同培养,有些患者血清能抑制健康人骨髓造血干细胞的生长;T细胞亚群测定,多数结果显示细胞毒性T细胞(CD8细胞)增加与辅助型T淋巴细胞(CD4/CD8)比值低于正常。

4.急性再障(AAA)

(1)骨髓象:多数病人多部位穿刺呈增生减低或重度减低。造血细胞显著减少,粒系多为晚幼粒和成熟型,红系以晚幼红细胞为主,明显减少,血涂片中大多不能找到巨核细胞。淋巴细胞常在60%以上。浆细胞、组织嗜碱细胞和网状细胞等非造血细胞相对增多,这些非造血细胞甚至10多个成团出现。骨髓小粒中造血细胞被大量脂肪所替代,宛如蜂窝状空架,或为一团纵横交错的纤维团,其间散布着非造血细胞,而造血细胞少见,此表现为典型AA的重要标志。

(2)血象:全血细胞重度减少,WBC 总数降至 $1.0×10^9/L$ 左右,中性粒细胞绝对值<$0.5×10^9/L$;WBC 分类计数,淋巴细胞相对增多;血红蛋白(HGB)可降至30%左右;PLT<$20×10^9/L$;网织红细胞(Ret)比率<1%,绝对数<$15×10^9/L$。

5.慢性再障(CAA)

(1)骨髓象:不同部位骨髓增生程度可不一致。红骨髓有一渐进性"向心性萎缩"过程,先累及髂骨,后累及脊柱和胸骨,故在胸骨、脊椎棘突处可能存在部分造血功能或散在造血灶,应多次、多部位穿刺或进行其他检查协助诊断。增生活跃的部位,RBC 代偿性增生,以晚幼红细胞为主,其细胞核高度固缩,染色深而呈"炭核"。偶见细胞核不规则或分叶者,这可能反映幼红细胞成熟和去核障碍。粒系减少,主要是晚幼粒和成熟粒细胞阶段。巨核细胞减少,非造血细胞增多。增生减低的部位,骨髓象变化与急性型相似或较轻。骨髓涂片有较多的油滴。

(2)血象:全血细胞减少程度较轻,HGB 多在50%左右;Ret、WBC、中性粒细胞和 PLT 数量常较急性型为高;WBC 多为 $2.0×10^9/L$ 左右,中性粒细胞为25%左右;PLT 计数>$20×10^9/L$;Ret 可>1%。

6.诊断和鉴别诊断

(1)1987年全国再障学术会议修订诊断标准:①全血细胞减少,伴有相应的临床表现;②无明显肝、脾、淋巴结肿大;③血象 Ret 绝对值低于正常;④骨髓至少有一个部位显示增生减低或重度减低(如增生活跃,须有巨核细胞明显减少),骨髓小粒非造血细胞增多(有条件者应做骨髓活检等检查);⑤除外其他全血细胞减少的疾病,如 PNH、骨髓增生异常综合征(MDS)、急性造血功能停滞、骨髓纤维化(MF)、急性白血病(AL)、恶性组织细胞病(MH)等;⑥一般抗贫血药物治疗无效。

(2)诊断为 AA 后应进一步鉴别是急性型还是慢性型,同时注意与下列疾病鉴别:①PNH:有些 PNH 患者无 HGB 尿发生,而表现为全血细胞减少,易与 AA 混淆。本病酸溶血试验(Ham 试验)、蔗糖溶血试验、尿含铁血黄素试验均呈阳性,而再障为阴性。②MDS 中的难治性贫血(RA):主要症状为慢性贫血,多有外周血全血细胞减少,故与再障难以区别。但 RA 血象可呈全血细胞减少,也可其中任一二项减少。WBC 分类可见幼稚粒细胞,外周血可出现 NRBC,有巨大或畸形的 RBC 和 PLT。骨髓增生不减低,粒、红、巨核三系细胞有病态造血现象。上述表现虽并非 MDS 所特有,但不应见于再障。③低增生性白血病:一般无淋巴结、肝、脾肿大,周围血全血细胞减少,但骨髓中原始细胞>30%。④原发性慢性 MF:晚期病例常有外周血全血细胞减少,骨髓穿刺示干抽,并常显示增生低下。但本病有明显的肝、脾肿大,周围血有幼红细胞、幼稚粒细胞和泪滴状 RBC。

六、单纯红细胞再生障碍性贫血(PRCA)

单纯红细胞再生障碍性贫血(PRCA)简称纯红再障,是由于骨髓中红系造血功能衰竭而引起的贫血,而白细胞及巨核细胞系生成无异常。常见病因为上呼吸道感染或应用某些药物如保泰松,亦可发生于溶血性贫血、自身免疫性疾病、胸腺瘤等。

其中原因是由多种原因引起的骨髓红细胞(RBC)系显著减少或缺如,但不累及粒细胞系和巨核细胞系的一种贫血。它与自身免疫和胸腺肿瘤有密切关系。纯红再障分先天性和获得性两类,后者按病因又分为原发性和继发性两种。据病程分为急性型和慢性型。

1.骨髓象

(1)有核细胞增生活跃,且活跃明显,粒红比值明显变大。

(2)粒系数目、分化(成熟)、形态一般为正常。

(3)红系显著减少,幼红细胞5%,形态基本正常。

(4)巨核细胞数目、分化(成熟)、形态正常。血小板(PLT)正常。

(5)淋巴细胞、单核细胞、浆细胞和其他非造血细胞数目、形态基本正常。

(6)无寄生虫和特殊的异常细胞。

2.血象

(1)白细胞(WBC)总数正常或偏低。

(2)粒细胞数目、形态基本正常。

(3)淋巴细胞和单核细胞正常。

(4)PLT正常。

(5)RBC形态正常。

(6)无血液寄生虫及其他异常细胞。

3.其他

(1)网织红细胞(Ret)的比率和绝对数均减少。

(2)急性造血停滞时,若为增生不良型,则红系增生减低;若为成熟障碍型,可见原红细胞增生旺盛而成熟障碍,出现巨大的原红细胞或"超巨原红细胞"为其特征。"超巨原红细胞"的形成是由于原红细胞在细胞增殖周期中停止在S期,即DNA合成后期,而不能进行分裂,在S期反复进行DNA合成之故。有部分病例粒细胞系和巨核细胞系也可减少,很像急性再障(AAA),但这种改变为暂时性的,可完全恢复。

4.诊断和鉴别诊断

根据临床表现和典型的骨髓象表现,一般诊断不难,骨髓增生良好而红系显著减少或缺乏为诊断主要依据。若粒系和巨核细胞系同时受累引起全血细胞减少时,应与AA相鉴别。

七、铁粒幼细胞性贫血(SA)

铁粒幼细胞贫血是由于各种原因所致血红素合成障碍、铁利用不良而引起血红蛋白(HGB)合成不足和无效造血的一组贫血综合征。按病因分为遗传性和获得性两大类,后者又分为原发性和继发性。

1.骨髓象

(1)有核细胞明显活跃。

(2)粒系数目、分化(成熟)、形态一般为正常。

(3)红系显著增生,有些细胞伴巨幼样改变,胞质呈泡沫状伴空泡形成,可出现双核、核固缩等异常形态幼红细胞。

(4)巨核细胞和血小板(PLT)数目正常,形态多无特殊变化。

(5)淋巴细胞、单核细胞、浆细胞和其他非造血细胞数目、形态基本正常。

(6)无寄生虫和特殊的异常细胞。

2.血象

(1)白细胞(WBC)总数正常或偏低。

(2)粒细胞数目、形态基本正常。

(3)淋巴细胞和单核细胞正常。

(4)PLT正常或减低。

(5)红细胞(RBC)呈"双型性"(一部分RBC为低色素性,另一部分为正色素性)、小细胞低色素,少数病例RBC体积轻度增大。可见数量不等的靶形RBC、RBC碎片、嗜碱性点彩RBC及红细胞。

(6)无血液寄生虫及其他异常细胞。

3.其他

(1)网织红细胞(Ret)正常或轻度增加。

(2)继发于铅中毒者,嗜碱性点彩RBC可增多。

(3)骨髓铁染色显示细胞外铁增多,铁粒幼细胞明显增多,颗粒增多变粗。幼红细胞铁颗粒在6个以上,并且围绕核周1/2以上者,称为环形铁粒幼细胞,此种细胞常占幼红细胞的15%以上,为本病特征。

4.诊断和鉴别诊断

(1)诊断:SA的诊断依据有小细胞低色素或呈双相性贫血,骨髓红系明显增生,细胞内、外铁明显增多,并伴有大量环形铁粒幼细胞出现;血清铁蛋白、血清铁、转铁蛋白饱和度增高,总铁结合力减低。

(2)鉴别诊断:①IDA,见本节有关内容。②珠蛋白合成障碍性贫血。HGB电泳异常;观察和计数环形铁粒幼细胞的有无和多少;进行家族调查。③红白血病,红白血病早期,骨髓增生明显,以红系为主,两者鉴别较困难,须作全面检查和反复动态观察,方能诊断。

八、骨髓病性贫血(MA)

骨髓病性贫血是指骨髓被异常组织浸润使造血微环境结构破坏,影响造血祖细胞落户和增殖所致的一种贫血。广义的骨髓病性贫血包括:白血病、多发性骨髓瘤(MM)、恶性淋巴瘤(MLM)、播散性结核等伴骨髓浸润所引起的贫血。但通常是指由骨髓转移瘤和骨髓纤维化(MF)所致的贫血。其特征为外周血中出现幼粒、幼红细胞(RBC),故又称为幼粒-幼RBC性贫血。

1.骨髓象

(1)骨髓穿刺常有干抽现象。

(2)骨髓涂片及活检可见异常细胞或原发病表现。肿瘤转移时涂片中可见成堆的肿瘤细胞,多分布于片尾。

(3)无血液寄生虫。

2.血象

(1)白细胞(WBC)正常或中度升高,也可偏低。

(2)中性粒细胞核左移,并出现一定数量的中、晚幼粒细胞。

(3)淋巴细胞和单核细胞正常。

(4)血小板(PLT)大多减低,常见畸形和巨大 PLT,偶见巨核细胞的碎片或裸核。

(5)RBC 常呈正细胞正色素性改变,少数为大细胞性改变;若出血明显者可为小细胞低色素性改变。RBC 大小不一,可见嗜碱性点彩、异形及泪滴状 RBC(特别是 MF)。血涂片中出现幼稚红细胞,多为中、晚幼红细胞阶段。

(6)无血液寄生虫。

3.其他

网织红细胞(Ret)正常或轻度增加。

4.诊断和鉴别诊断

骨髓病性贫血的临床表现并无特异性特征,主要诊断依据是骨髓活检及骨髓穿刺检查,前者比后者更易发现肿瘤细胞。根据临床表现、实验室及特殊检查结果,诊断较容易。但本病外周血中出现幼红、幼粒细胞也可见于大量失血、溶血、MDS 及类白血病反应,应注意加以鉴别。

第二节 常见白血病的骨髓细胞学诊断

一、概述

白血病是造血干细胞克隆性疾病,是一组高度异质性的恶性血液病,其特点为白血病细胞异常增生、分化成熟障碍,并伴有凋亡减少。细胞成熟障碍可阻滞在不同阶段,阻滞发生在较早阶段称为急性白血病(AL),阻滞发生在较晚阶段称为慢性白血病(CL)。白血病细胞有明显的质(形态和功能)和量(增多或减少)的异常,而正常造血功能受抑制,由于增殖与分化失衡,致使白血病细胞在骨髓中大量积聚,骨髓腔内压力增高以及白血病细胞浸润,使窦样隙屏障被破坏,各阶段不成熟的细胞进入血液,进入血液的白血病细胞留在血液中的时间也较正常细胞要长,白血病细胞离开血管进入组织也不像正常成熟细胞那样在短期内死亡,而是保持继续分裂的能力,形成脏器内白血病细胞浸润。临床可出现不同程度的贫血、出血、发热、胸骨压痛及肝脾、淋巴结肿大,危及生命。

我国各类白血病的发病率为 2.67/10 万,急性白血病多于慢性白血病,在全国各年龄肿瘤死亡率中,白血病占第六位(男性)和第八位(女性),在儿童和 35 岁以下的人中占第一位。

白血病的病因尚不完全清楚,许多因素与其发病有关。目前,白血病的病因学已从群体医学、细胞生物学进入到分子生物学的研究领域。

AL 的正确分型对白血病的诊断、确定治疗方案、判断预后、观察疗效均有十分重要的意义。白血病的分型工作已有 150 多年的历史,几经演变,长期以来 AL 分型主要以白血病细胞的形态学特征而分为 ALL、急性粒细胞白血病和 AMOL。1976 年法(F)、美(A)、英(B)三国血细胞形态学专家协作组(FAB)依据光镜下的白血病细胞形态学特征和细胞化学染色结果,提出了 FAB 分型方案,并经过以后的数次修订和补充,建立了统一的细胞形态学分型诊断标准。1986 年在 FAB 分型基础上,又提出了形态学(M)、免疫学(I)和细胞遗传学(C)分型(MIC 分型)。近年来,又增加了分子生物学分型,建立了形态学、免疫学、细胞遗传学和分子生物学的 MICM 分型方案,此分型方案逐步得到了广泛的应用。

二、白血病的分类

白血病分为两大类,一类为急性白血病,一类为慢性白血病。

急性白血病为原始与早期幼稚血细胞在骨髓中急性急剧增生的恶性疾病，若不及时治疗，白血病细胞将经血液浸润至全身组织，并在短期内致命。本病主要分为淋巴与非淋巴细胞两大类，两类不仅有细胞形态方面的区别，亦有年龄分布与治疗反应的不同，但是他们的表现形式及并发症是相同的。

慢性白血病包括慢性粒细胞白血病和慢性淋巴细胞白血病，前者是一种骨髓增生性疾病，伴有获得性染色体异常的多能干细胞水平上的恶性变所引起的细胞株病，其特点为白细胞总数的增加，骨髓及血液中粒系各期幼稚和成熟的粒细胞显著增多，尤以中、晚幼粒细胞为甚，其临床表现也由粒细胞的过度增生所致。后者则是B淋巴细胞的恶性增生性疾病。本病多侵犯淋巴结、脾脏、骨髓、皮肤、肺和胃肠道等器官，常伴有免疫球蛋白缺乏的特征。慢性淋巴细胞白血病在我国较少见，其确切致病因素尚未肯定，但已证实与放射线和化学物质无关。值得注意的是慢淋有明显的家族倾向性。上诉疾病可侵犯中枢神经系统，而出现神经及精神症状。

1.按病程急缓和细胞分化程度分类

(1)急性白血病(AL)：起病急，发展快，病程短，以原始细胞为主。

(2)慢性白血病(CL)：起病慢，病情轻，病程长，以成熟细胞为主。

2.按白血病细胞形态分类

如淋巴细胞型、粒细胞型、单核细胞型。

3.临床一般分类

(1)AL：急性粒细胞白血病、急性淋巴细胞白血病(ALL)、急性单核细胞白血病(AMOL)。

(2)CL：CLL、CML、CMOL。

(3)少见类型白血病：嗜酸性粒细胞白血病、嗜碱性粒细胞白血病、多毛细胞白血病(HCL)。

4.世界卫生组织(WHO)急性白血病分类建议

2001年，造血组织肿瘤新的WHO分类方案建议中将骨髓原始细胞数>20%作为诊断AL的标准，并且将骨髓原始细胞<20%，但伴有重现性遗传学异常者均诊断为AL。其中急性髓细胞白血病(AML)WHO分型建议如下：

(1)伴重现性遗传学异常的AML：①AML伴t(8;21)(q22;q22),(AML1-ETO)；②AML伴有骨髓异常嗜酸性粒细胞增生[inv(16)(p13;q22)、t(16;16)(p13;q22),(CBFβ-MYH11)]；③APL[AML伴t(15;17)(q22;q11~12)、PML/RARα及变异易位]；④AML伴11q23(MLL)异常。

(2)伴多系增生异常的AML：①有骨髓增生异常综合征(MDS)或MDS/骨髓增生性疾病(MPD)病史；②无MDS病史。

(3)治疗相关性AML和MDS：①烷化剂相关AML和MDS；②拓扑异构酶Ⅱ抑制剂相关的AML(有些可能是淋巴细胞性)；③其他。

(4)不能按上述分类的AML：①AML微分化型；②AML未成熟型；③AML部分成熟型；④急性粒单细胞白血病；⑤急性原始单核细胞白血病和急性单核细胞白血病；⑥急性红白血病；⑦急性巨核细胞白血病；⑧急性嗜碱性粒细胞白血病；⑨急性全髓白血病伴MF；⑩髓细胞肉瘤。

新方案比 FAB 分型更为全面、合理,对治疗的选择与预后判断有更大的指导意义。但开展新方案每例白血病均要进行遗传学和分子生物学检验,全面普及有一定难度,此外还有些看法,专家们尚未统一,值得进一步商榷。

三、急性淋巴细胞性白血病(ALL)

急性淋巴细胞性白血病:其中急性白血病是一个类型,起源于淋巴干细胞。除有白血病的一般临床表现外,淋巴结肿大最多见。1976 年法(F)、美(A)、英(B)三国协作组提出的一个急性白血病的形态学分型方案(FAB 分型法)将急性淋巴细胞性白血病分为 I 型(L1)、II 型(L2)、III 型(L3)。而单克隆抗体检测白血病细胞表面标记时,急性淋巴细胞白血病为一种极不均匀的疾病,包括 T 细胞、B 细胞共同抗原阳性(CALLA+)细胞、裸(N)细胞、前 B 细胞及前 T 细胞型。(ALLA+)及 N 细胞型占总数的 80%。治疗方法包括化疗及骨髓移植。经充分治疗的病例有 50%~60% 的儿童及 10%~25% 的成人可长期存活。

1. 骨髓象

(1)第 1 型(L1):原始(≥30%)和幼淋细胞以小细胞(直径≤12μm)为主,大小较一致,核染色质较粗,结构一致,核形规则,核仁小而不清楚,胞浆量少,轻度或中度嗜碱性,胞浆中偶见空泡。

(2)第 2 型(L2):原始和幼淋细胞以大细胞为主(直径>12μm),大小不一,核染色质细而分散或粗而浓,结构较不一致,核形不规则,核仁清楚,1 个或多个,胞浆量少,胞浆中偶见空泡。

(3)第 3 型(L3):原始和幼淋细胞以大细胞为主,大小一致,核染色质细点状,均匀,核形规则,核仁明显,胞浆较多,色深蓝,胞浆空泡常明显,呈蜂窝状。

2. 血象

(1)白细胞(WBC)计数多在 $100×10^9/L$ 以上,也可正常或减少。

(2)外周血中以原淋巴细胞和幼稚淋巴细胞为主,可占 10%~90%。由于此种细胞较脆,易于推破而成破碎细胞。

(3)红细胞(RBC)及血红蛋白(HGB)中度降低,有核 RBC 罕见。

(4)血小板(PLT)计数在 $100×10^9/L$ 以下。

3. 细胞化学染色

(1)过氧化酶(POX)与苏丹黑 B(SB)染色:各阶段淋巴细胞均呈阴性,阳性的原始细胞<3%,此阳性细胞可能是残余的正常原粒细胞。

(2)糖原(PAS)染色:20%~80% 原淋巴细胞呈阳性。

(3)酸性磷酸酶(ACP)染色:T 淋巴细胞呈阳性,B 淋巴细胞呈阴性。

四、急性非淋巴细胞白血病(ANLL)

急性非淋巴细胞白血病源于非淋巴细胞系起源的急性白血病,包括起源于粒、单核、红、巨核细胞等系的急性白血病。其中 FAB 分型法将其分为 M_0、M_1、M_2、M_3、M_4、M_5、M_6、M_7 型及其若干亚型。

(一)急性髓细胞白血病微分化型(M0)

(1)骨髓象:畸形原始细胞≥30%,其形态学难以归类。

(2)血象:①WBC 多正常或减少。②细胞分类以畸形原始粒细胞为主。③PLT 中度或重度减少。④RBC 及 HGB 显著降低,可见有核红细胞(NRBC)。

(3)其他。无 T、B 淋巴系标记,至少表达一种髓系抗原(如 CD34、CD33、CD13)。免疫细胞化学或电镜:MPO 阳性。

(二)急性粒细胞白血病未分化型(M_1)

(1)骨髓象:畸形原粒细胞≥90%(非红系细胞),早幼粒很少,中幼粒以下阶段不见或罕见。

(2)血象:①RBC 及 HGB 显著降低,有核 RBC 较急性淋巴细胞白血病多见。②WBC 计数以$(10\sim50)\times10^9/L$多见,少数病例正常或减少。③外周血以畸形原粒细胞为主,可占 30%~60%,有时高达 90%,中、晚幼粒细胞不见或罕见。④PLT 中度或重度减少。

(3)细胞化学染色:①POX 与 SB(+)的原始细胞>3%。②特异性酯酶(SE)染色:氯乙酸萘酚酯酶染色呈阳性反应。

(4)典型的免疫标记:MPO、CD34、CD33、CD13。

(5)细胞遗传学核型:$t(9;22)(q^{34};q^{11})$、$inv(3)(q^{21};p^{26})$。

(6)分子生物学标志:BCR-ABL(RNA)。

(7)MIC 建议名称:$M_1/t(9;22)$。

(三)急性粒细胞白血病部分分化型(M_2a)

1.M_2a。

(1)骨髓象:骨髓中畸形原始粒细胞为 30%~90%(非红系细胞),单核细胞<20%,早幼粒以下阶段>10%。

(2)血象:①贫血及 PLT 减少同 M1。②WBC 中度升高和 M1 相似,以原始粒细胞及早幼粒细胞为主。

(3)细胞化学染色:①POX 与 SB 染色呈阳性反应。②PAS 染色,多数原粒细胞呈阴性反应,早幼粒细胞多呈弱阳性反应,呈弥散性粉红色,也可呈细颗粒状。③NAP 染色,成熟中性粒细胞的中性粒细胞碱性磷酸酶(NAP)活性减低。④SE 和非特异性酯酶(NSE)染色,氯乙酸萘酚酯酶染色呈阳性反应。α-乙酸萘酚酯酶染色呈阳性反应,但强度较弱,且不被氟化钠抑制。

(4)典型的免疫标记:MPO、CD33、CD15、CD13。

(5)细胞遗传学核型:$t(9;22)(q^{34};q^{11})$、$t(6;9)(p^{23};q^{34})$、$t/del(12)(p^{11\text{-}13})$。

(6)分子生物学标志:BCR-ABL(RNA)、DEK-CAN(RNA)。

(7)MIC 建议名称:$M_2/t(6;9)$、$M2Baso/t(12p)$。

2.M_2b。

(1)骨髓象:骨髓畸形原始及早幼粒细胞明显增多,以异常的中性中幼粒细胞增生为主,其胞核常有 1~2 个大核仁,核质发育显著不平衡,胞浆丰富,嗜碱性,有不等量颗粒,有时颗粒集聚,此类细胞≥30%。

(2)血象:①RBC 及 HGB 减低较其他类型白血病明显。②WBC 多数正常或低于正常,而少数病例可增高。③外周血可见各个阶段幼稚粒细胞,以异常中性中幼粒细胞为主,嗜酸性、嗜碱性粒细胞可增多。④PLT 重度减少,形态多异常。

(3)细胞化学染色:①POX 与 SB 染色呈阳性或强阳性。②NAP 染色阳性率减低。③氯乙酸萘酚酯酶染色呈强阳性反应。

(4)典型的免疫标记:基本同 M_{2a}。

(5)细胞遗传学核型:$t(8;21)(q^{22};q^{22})$。

(6)分子生物学标志:AML1-MTG8(RNA)。

(7)MIC 建议名称:$M_2/t(8;21)$。

(四)急性颗粒增多的早幼粒细胞白血病(APL,M_3)

(1)骨髓象:骨髓中颗粒增多的异常早幼细胞≥30%(非红系细胞),其胞核大小不一,胞质中有大小不等的颗粒,可见束状的 Auer 小体,也可逸出胞体之外。依颗粒粗细分以下 2 个亚型,①M_{3a} 粗颗粒型。嗜天青颗粒粗大,密集甚至融合。②M_{3b} 细颗粒型。嗜天青颗粒密集而细小。

(2)血象:①HGB 及 RBC 多呈轻度或中度减少,部分病例重度减少。②WBC 计数在 $15×10^9$/L 以下,也可正常或减少。③外周血中以异常早幼粒细胞为主,可达 90%,可见部分原粒、中幼粒及成熟粒细胞,Auer 小体易见。④PLT 中度到重度减少。

(3)细胞化学染色:①POX 与 SB 染色呈阳性或强阳性反应。②SE 和 NSE 染色:氯乙酸萘酚酯酶染色呈阳性反应,α-萘酚酯酶丁酸染色阴性,可与急性粒单核细胞白血病作鉴别。③NAP 染色阳性率减低。

(4)典型的免疫标记:MPO、CD33、CD13(HA-DR 阴性)。

(5)细胞遗传学核型:$t(15;17)(q^{22};q^{11-12})$、$t(11;17)(q^{23};q^{21})$、$t(5;17)(q^{23};q^{21})$、$t(11;17)(q^{13};q^{21})$。

(6)分子生物学标志:PML-RARα(RNA)、PLZF-RARα(RNA)、NPM-RARα(RNA)、Nu-A-RARα(RNA)。

(7)MIC 建议名称:$M_3/t(15;17)$。

(五)急性粒-单核细胞白血病(AMMoL,M_4)

(1)骨髓象:骨髓畸形原始细胞>30%(非红系细胞),按粒、单核细胞的比例、形态不同可分为以下 4 个亚型。①M_{4a}:以原始及早幼粒细胞增生为主,原、幼单核及成熟单核细胞≥20%(非红系细胞)。②M_{4b}:以原、幼单核细胞增生为主,原粒和早幼粒细胞>20%(非红系细胞)。③M4c:既具有粒系又具有单核特征的原始细胞>30%(非红系细胞)。④M_4EO:除上述特征外,还有颗粒粗大而圆、着色较深的嗜酸性粒细胞,占 5%~30%(非红系细胞)。

(2)血象:①HGB 和 RBC 中度或重度减少;②WBC 总数增多在 $(10~40)×10^9$/L,亦可正常或减低;③外周血除见到各期单核细胞外,可见粒及单核两系早期细胞,原单和幼单细胞有时可达 30%~40%。

(3)细胞化学染色。①POX 与 SB 染色:原单和幼单呈阴性或弱阳性反应,幼稚粒细胞呈阳性或强阳性反应,故可与 M_2、M_3 作诊断鉴别。②α-乙酸萘酚酯酶染色:呈阳性反应,且原粒细胞不被氟化钠抑制,而原单核细胞被氟化钠抑制。

(4)典型的免疫标记:MPO、CD33、CD15、CD14、CD13。

(5)细胞遗传学核型:$t(6;9)(q^{23};q^{34})$、+4。

(6)分子生物学标志:DEK-CAN(RNA)。

(7)MIC 建议名称：$M_4/+4$。

(六)急性单核细胞白血病(AMOL,M_5)

(1)骨髓象：①M5a 未分化型：骨髓畸形原单核细胞(非红系细胞)≥80%。②M5b 部分分化型：30%<畸形原始单核细胞(非红系细胞)<80%。其余为幼稚及成熟单核细胞。

(2)血象：①HGB 和 RBC 中度或重度减少。②WBC 数偏低，增高者少见。③外周血细胞以原单和幼单核细胞为主，幼稚细胞胞浆中可见 Auer 小体。④PLT 重度减少。

(3)细胞化学染色：①POX 与 SD 染色：原单细胞呈阴性或弱阳性，幼单细胞多数呈阳性反应。②NSE 染色：呈阳性反应，可被氟化钠抑制，其中 α-丁酸萘酚酯酶染色诊断意义较大。

(4)典型的免疫标记：MPO、CD33、CD14、CD13。

(5)细胞遗传学核型：$t(11;19)(q^{23};p^{13})$。

(6)分子生物学标志：MLL-ENL(RNA)。

(七)红白血病(Di Guglielmo 综合征。EL 或 AEL,M6)

(1)骨髓象：①骨髓非红系细胞中原粒细胞(Ⅰ+Ⅱ)或(原单十幼单核细胞)≥30%，RBC 系≥50%，且常有形态学异常。②若血涂片中原粒(或原单)细胞>5%，骨髓非红系细胞中原粒细胞(或原单+幼单核)>20%，红系≥50%。

(2)血象：①WBC 数正常或减低，少数病例升高，随着病程的发展可出现多少不一的幼稚粒细胞。②PLT 减少，可见畸形 PLT。③HGB 及 RBC 中度或重度减少，可见各阶段的幼红细胞，红血病期以原红和早幼红细胞为主，红白血病期以中、晚幼红细胞为多，Ret 轻度增高。

(3)细胞化学染色：PAS 染色：幼红细胞呈阳性，红血病期较红白血病期更明显，至白血病期降至正常。

(4)典型的免疫标记：CD33、血型糖蛋白。

(5)细胞遗传学核型：$t(3;5)(q^{25};q^{34})$。

(6)分子生物学标志：MLFl-NPM(RNA)。

(八)巨核细胞白血病(AMKL,M_7)

(1)骨髓象：骨髓中原巨核细胞≥30%。

(2)血象：外周血有原巨核(小巨核)细胞。

(3)其他：如原始细胞呈未分化型，形态不能确定时，应做电镜 PLT 过氧化物酶活性检查，或用 GPⅡb/Ⅲa 或Ⅲa 或ⅧR:Ag，以证明其为巨核细胞系；也可用单克隆抗体 CD33、CD41、CD42b、CD61 进行鉴定，或细胞遗传学检查其核型为 inv/del(3)。骨髓细胞少时往往干抽，活检有原始和巨核细胞、网状纤维增加。

五、慢性白血病(CL)

慢性白血病包括慢性粒细胞白血病和慢性淋巴细胞白血病，前者是一种骨髓增生性疾病，伴有获得性染色体异常的多能干细胞水平上的恶性变所引起的细胞株病，其特点为白细胞总数的增加，骨髓及血液中粒系各期幼稚和成熟的粒细胞显著增多，尤以中、晚幼粒细胞为甚，其临床表现也由粒细胞的过度增生所致。后者则是 B 淋巴细胞的恶性增生性疾病。本病多侵犯淋巴结、脾脏、骨髓、皮肤、肺和胃肠道等器官，常伴有免疫球蛋白缺乏的特征。慢性淋巴细胞白血病在我国较少见，其确切致病因素尚未肯定，但已证实与放射线和化学物质无关。值得注意的是慢淋有明显的家族倾向性。上诉疾病可侵犯中枢神经系统,而出现神经及精神症状。

1. 慢性粒细胞白血病(CML 或 CGL)

(1)骨髓象:①慢性期:骨髓象除有核细胞增生极度活跃外,以粒系增生为主,中、晚幼粒和带状核明显增多,嗜酸性、嗜碱性粒细胞亦增多。②加速期:骨髓中原始细胞>10%,有显著的胶原纤维增生。③急变期:骨髓中原始细胞>20%,或原粒加早幼粒细胞>50%。

(2)血象:①WBC 数明显增高,多在(100~300)×10⁹/L,可达 1 000×10⁹/L。②外周血以中幼粒细胞以下各阶段为大多数,原粒及早幼粒细胞大于 10%。嗜碱性粒细胞高达 15%~20%,是本病的特征之一。嗜酸性粒细胞和单核细胞可增多。③PLT 增高,可高达 1 000×10⁹/L,加速期及急变期 PLT 可进行性减少。④HGB 及 RBC 在正常范围或稍低,随病情发展而下降。

(3)细胞化学染色:NAP 染色:活性明显降低,积分减少甚至为零。治疗缓解后可恢复正常,提示预后较好。

2. 慢性淋巴细胞白血病(CLL)

(1)骨髓象:①骨髓有核细胞增生活跃或明显活跃,淋巴细胞≥40%,以成熟淋巴细胞为主。②在急变期原淋加幼淋细胞>20%。

(2)血象:①WBC 数高于正常,多在(15~50)×10⁹/L。②外周血以淋巴细胞为主,占 80%~90%,有时可见大淋巴细胞、异形淋巴细胞和少数幼淋细胞,血涂片可见较多破碎细胞,是慢性淋巴细胞白血病特征之一。③PLT 正常或仅轻度减少。④早期 RBC 和 HGB 正常,晚期可有轻度至中度降低。

(3)细胞化学染色:①PAS 染色:淋巴细胞呈阳性或粗颗粒状阳性反应。②NAP 染色:活性增高。

六、骨髓增生异常综合征(MDS)

骨髓增生异常综合征(MDS)是一种起源于造血干细胞的恶性克隆性疾病,其临床特征主要是造血细胞一系或多系发育异常、无效造血所致的难治性血细胞减少和高风险转化为急性髓系白血病。MDS 多见于老年人,年发病率在 3~5/10 万。MDS 可分为原发性 MDS 和继发性 MDS,后者与长期接触苯,或因某些肿瘤而接受放疗、化疗相关。

(1)骨髓象:骨髓有核细胞多增生活跃,亦可减低(低增生性 MDS,占 MDS 的 10%~20%),有三系或任何一、二系细胞病态造血。

(2)血象:全血细胞减少,或任何一、二系细胞减少,可见巨大 RBC,巨大 PLT、NRBC 及幼粒细胞。

第三节 血液系统寄生虫病检验指标的临床应用

凡寄生于血液和血细胞内的寄生虫均可在血液中查到,这些原虫和丝虫寄生于人的血液中和红细胞内,需通过血液检查或骨髓检查来进行确诊。常用的方法为血液涂片法(薄血片和厚血片法)和骨髓穿刺法。

1. 参考区间

正常情况无任何人体寄生虫。

2.临床应用

(1)疟原虫:疟原虫为疟疾病原体,通过蚊子传播,常见的疟原虫有间日疟、三日疟和恶性疟三种。外周血涂片检查疟原虫是诊断疟疾的可靠方法,发现疟原虫即为阳性,就可以作为确诊的可靠依据。阴性结果不能否定诊断,需多次复查,或用基因诊断方法检查。

(2)微丝蚴:微丝蚴为丝虫的原虫,我国常见的丝虫感染有班氏丝虫和马来丝虫两种,均通过蚊子传播。外周血涂片检查是诊断的主要方法,阳性结果为诊断依据,阴性结果需多次复查。

(3)回归热螺旋体:回归热螺旋体为回归热的病原体,通过人虱传播。阳性结果为诊断依据,阴性结果需多次复查。

(4)弓形虫:弓形虫为弓形虫病的病原体,猫及猫科动物为其主要传染源,人一般呈阴性感染。阳性结果为诊断依据,阴性结果需多次复查,或用免疫学方法及基因诊断方法检查。

(5)立朵小体:立朵小体为黑热病的病原体,是鞭毛虫的一种,常可通过肝、脾穿刺液检查,也可通过骨髓和淋巴结穿刺液检查。阳性结果可确诊,阴性结果需复查。

(党海燕)

第三章 肝胆、胰腺疾病检验指标的临床应用

肝脏是人体重要的实质器官，行使多种重要的生理功能。肝细胞除了具有一般细胞所共有的功能外，还有一些特殊的代谢功能，如糖原的分解、尿素的合成、制造血浆中某些蛋白质，通过肝脏的代谢功能，机体可维持相对稳定。从肝脏所处的位置与血液供应来看，肝细胞很容易受内外环境的影响而发生病变，从而引起血液中某些化学成分发生改变。临床可根据这些测定结果的变化来了解肝脏的功能，帮助对肝胆疾病的诊断、鉴别诊断，或判断疾病的性质、程度、预后及观察治疗的效果，等等。这些功能的检查，大多是根据肝脏某种代谢功能为依据而设计的，只能反映肝脏功能的某一个方面，同时，肝脏有很大的代偿及再生能力，要损伤到一定程度才能反映某些肝功能异常，而且，各种疾病对肝脏损伤程度不同以及疾病发展的不同阶段，肝功能也有很大差别。此外，在肝功能检测指标有一定改变时，也要注意它是否受肝以外其他因素的影响。所以在实际工作中，必须有针对性合理地选择肝功能检查项目，以便能从检查结果中，正确衡量肝脏功能的状况，绝不能单凭某项检查而对肝脏功能做片面的估计，必须结合病人的症状和体征做出全面而认真的分析。

第一节 反映肝细胞损伤检验指标的临床应用

肝细胞内含有很多种酶，当肝细胞受到损害时，这种酶就会从肝细胞内释放出来，进入血液中，使血液中该酶的活性增高。

一、丙氨酸氨基转移酶(ALT)

丙氨酸氨基转移酶(ALT)，L-丙氨酶:α-酮戊二酸氨基转移酶，血清谷丙转氨酶；酶编号：EC2·6·1·2；分子量：101 000；化学分类：酶，蛋白质。丙氨酸氨基转移酶催化 L-丙氨酸和 L-谷氨酸之间氨基的转移，在此过程中相应的酮酸是 α-酮戊二酸和丙酮酸。在体内，丙氨酸氨基转移酶催化 L-丙氨酸和 α-酮戊二酸生成丙酮酸和 γ-谷氨酸。偶联酶促紫外连续监测 NADH 减少的技术是血清 ALT 活性最常用的测定方法。该酶在肝脏含量最多，其次依次为肾脏、心肌、骨骼肌和其他器官。丙氨酸氨基转移酶主要用于诊断肝脏疾病：如急性病毒性肝炎、病毒性肝炎的隐性感染、慢性肝炎、肝硬化、胆道疾病等。但一些疾病，如严重肝缺氧疾患（休克、心肌梗死、左心功能不全），全身感染疾患（败血症、毒血症），中毒性疾患及某些药物如抗结核药引起的肝炎，均可因肝细胞损伤而引起丙氨酸氨基转移酶升高。

1.参考区间

反应温度37℃，试剂中不含磷酸吡哆醛时，健康成人为：男性 5~40U/L；女性 5~35U/L。IFCC，反应温度37℃，试剂中含磷酸吡哆醛时，健康成人为：男性 13~40U/L；女性 10~28U/L。

2.临床应用

(1)ALT 是反映肝细胞损伤的敏感指标之一，阳性率可达 80%~100%。其特点有：①急性

肝炎时ALT可急剧上升,短时间内达到高峰,甚至在症状出现前,此酶已经升高,炎症消退后此酶活性恢复正常;②无黄疸型肝炎早期高峰不显著,但长期稽留于较高水平(50~100U/L),持续数月或数年,ALT的改变是唯一的诊断依据;③部分无黄疸型肝炎ALT一过性升高,2~3d恢复正常,而患者无任何自觉症状。

(2)当ALT恢复后又反跳或持续升高,通常表示肝炎又有复发或发展为肝坏死。一般血清ALT活性高低与病情轻重一致,但亦有ALT短暂明显升高,短期内即恢复正常,而患者无任何自觉症状表现。相反,部分急性重症肝炎ALT先是升高,以后随着黄疸加重而急剧下降或降至正常,称为胆-酶分离现象,说明有大片肝细胞坏死,提示预后险恶。

(3)肝炎后如血清ALT活性持续升高或反复波动半年以上,则多发展为慢性肝炎。

(4)在肝硬化同时有活动性肝损害时ALT可有不同程度的升高,但在代偿期特别是无活动性肝损害时,ALT可正常,因此观察ALT的变化,可以了解病情变化。

(5)原发性肝癌的ALT可以正常也可以轻度升高,肝脓肿时ALT也可以轻度升高。如ALT升高,说明肝细胞有活动性损害,提示预后不良。此外,当静脉滴注葡萄糖液造成人工高血糖状态,此时肝癌则出现ALT升高,而肝炎或肝硬化患者无此现象,有助于鉴别诊断。

(6)肝内外阻塞性黄疸时,ALT升高,但一般不超过500U/L,在梗阻解除后ALT迅速恢复正常,当ALT<300U/L时,对黄疸病例无鉴别意义,必须结合其他临床资料予以考虑。胆囊炎、胆石症在无黄疸时,ALT亦可升高,有时甚至高达400U/L以上,但随着症状缓解后,ALT大幅度下降。

(7)药物中毒性肝炎可致ALT升高:氯丙嗪、异烟肼、四环素、利福平、巴比妥类和抗癌药物,可导致肝细胞中毒、坏死,ALT可升高,但停药后可恢复正常。

(8)传染性疾病:病毒性肝炎活动期时ALT升高。

(9)肝外病变:骨骼肌病、多发性肌炎、肌营养不良、胰腺炎、胰癌等疾病,ALT可升高。

(10)外伤、手术药物麻醉、剧烈运动等有时可使ALT升高,但持续时间短,而且比肝炎恢复快。

二、天冬氨酸氨基转移酶(AST)

1.参考区间

酶活性测定温度37℃,底物中不加磷酸吡哆醛时,健康成人为8~40U/L。IFCC,反应温度37℃,底物中含磷酸吡哆醛时,健康成人为:男性13~40U/L;女性10~28U/L。新生儿和婴儿的水平大约是成人的2倍,6个月以后降至成人水平。

2.临床应用

(1)肝脏疾病:与ALT一样,AST是肝细胞损害最敏感的指标之一,阳性率达80%~90%。急性黄疸型肝炎在黄疸出现前3周AST即升高,黄疸出现后此酶急剧升高,可达正常的150倍以上,黄疸消退后此酶迅速下降。

(2)胆道疾病:如胆道梗阻、胆管炎,尽管肝细胞无显著损害,亦会引起AST升高。一般来说,肝外胆管阻塞AST多不超过300U/L,当阻塞解除后1~2周即恢复正常。

(3)轻度肝细胞损害时,ALT升高大于AST;当肝脏严重病变时,AST升高大于ALT。

(4)慢性肝炎、肝硬化、肝癌以及药物中毒致肝细胞坏死,如异烟肼、四氯化碳、利福平、锑剂、四环素、磺胺、避孕药等的伤害，AST均可显著升高。

（5）心肌疾病：如急性心肌梗死发病后6h AST即升高，其升高程度与心肌损害程度呈正相关，发作48h达最高峰，3~5d后即恢复正常。急性心力衰竭因肝小叶充血致肝细胞损害，此酶也升高。急性心肌炎发病初期此酶与病情呈正相关。慢性心肌炎多呈中等升高。心脏手术、心导管检查、胸外心脏按摩等此酶均可升高。

（6）创伤：如当各种大面积创伤或手术时，AST均可有不同程度升高，但升高短暂。辐射伤、一氧化碳中毒此酶亦升高。

（7）外皮肌炎在未出现肌肉损害的临床表现前AST即升高；类风湿性关节炎、红斑狼疮、硬皮病、痛风、肾病、肌红蛋白尿、肢端肥大症等AST均会升高。

三、AST/ALT

1. 参考区间

健康成人为0~1。

2. 临床应用

这是血清中AST和ALT这两种酶的比值。因为，肝细胞内含有的ALT和AST两种转氨酶，含量都很丰富，而且AST的含量比ALT多，但是在急性肝病时，肝细胞的损伤使ALT更容易透过细胞进入血清，故血清AST/ALT比值有相当的鉴别诊断价值。

（1）急性肝炎时，AST/ALT>1，甚至达2.5以上。

（2）慢性肝炎时，比值接近于1。

（3）在肝硬化、肝癌、酒精性肝病时，比值<1，常在0.6~0.7之间。

（4）在急性心肌梗死时，此比值明显小于1。

3. 注意事项

医学实验室应注意AST和ALT的可比性，两者测定方法应当一致。

四、天冬氨酸氨基转移酶同工酶（ASTm/ASTs）

（1）参考区间：健康成人：$ASTm<7U/L$；$ASTs<21U/L$。

（2）临床应用：AST的两种同工酶ASTs及ASTm，分别存在于可溶性的细胞质及线粒体中。健康人血清中AST同工酶主要为ASTs；ASTm增高常见于重症肝炎、休克引起的肝细胞坏死、心肌梗死引起的休克、骨骼肌及血小板破坏等。

五、胆碱酯酶（CHE）

胆碱酯酶（CHE）是一类催化酰基胆碱水解的酶，人体内主要有两种类型。一类是乙酰胆碱酯酶（ACHE），又称真性胆碱酯酶或胆碱酯酶Ⅰ，作用底物有一定专一性，主要由神经细胞和骨髓红细胞系产生，存在于中枢神经系统灰质、交感神经节、运动终板、红细胞等处。另一类是丁酰胆碱酯酶（Bu CHE），又称假性胆碱酯酶、拟胆碱酯酶或胆碱酯酶Ⅱ，作用底物特异性不强，由肝细胞和腺细胞产生，主要存在于血清、神经胶质细胞、肝、肠、胃黏膜上皮细胞及腺体。临床上检测的血清胆碱酯酶主要是指假性胆碱酯酶，一般简称胆碱酯酶（CHE）。

1. 参考区间

健康成年女性（16~39岁）：4 300~11 500U/L。

儿童、男、女（40岁以上）：5 410~32 000U/L。

2.临床应用

(1)降低:急慢性肝炎、肝硬化、肝功能不全时胆碱酯酶明显降低;慢性胆道疾患、肝癌合并肝硬化时胆碱酯酶降低。

(2)升高:有机磷中毒、营养不良、脂肪肝、肾脏病变、肥胖则出现血清胆碱酯酶增高。

六、总胆汁酸(TBA)

胆汁酸由胆固醇演变而来,是胆汁的主要成分,在脂肪消化和吸收过程中起重要作用。胆汁酸还有促进胆汁分泌和利胆的作用。肝细胞以胆固醇为原料在肝脏合成初级胆汁酸,进而与甘氨酸或牛磺酸相结合,形成结合胆汁酸,并随胆汁排入肠腔。在回肠末端约98%的结合胆汁酸被重吸收,经门静脉回到肝脏。重吸收回肝的胆汁酸经肝细胞重新转化后,连同新合成的初级胆汁酸再分泌入胆汁,此为胆汁酸的肠肝循环。当肝细胞受损害或胆管病变时即可引起胆汁酸的改变。

1.参考区间

健康成人空腹血清 TBA 浓度为 1~10umol/L。健康成人餐后 2h TBA 为 2.4~14umol/L。

2.临床应用

胆汁酸是反映急性肝细胞损伤的又一敏感指标。孕妇总胆汁酸偏高是由于胆汁酸代谢异常,孕期激素水平改变造成的,总胆汁酸高的孕妇易发生肝内胆汁淤积症。

(1)总胆汁酸偏高提示肝细胞发生病变,血液中胆汁酸含量升高。急性肝炎、慢性活动性肝炎、肝硬化、肝癌时胆汁酸明显升高。特别是肝硬化、肝癌时,总胆汁酸的升高率>95%,也大于丙氨酸氨基转移酶(ALT)升高率的20%。

(2)当肝脏实质损害时,肝细胞对胆酸合成降低,鹅脱氧胆酸的合成升高。

(3)肝实质细胞损伤时,三羟基胆汁酸(CA)/二羟基胆汁酸(CDCA)的比值小于1.0。

(4)阻塞性黄疸时 CA/CDCA 比值大于 1.0。

(5)妊娠期胆汁淤积综合征、肝肠循环被破坏,总胆汁酸升高。

(6)总胆汁酸偏高见于急慢性病毒性肝炎、胆汁瘀滞、慢性乙醇中毒、肝硬化、原发性肝癌、胆道梗塞等。

七、总胆红素(TBIl)

总胆红素(TBil)是血清所有胆红素(Bil)的统称。80%~85%的 Bil 来自衰老红细胞的代谢,15%~20%来自骨髓幼稚红细胞及肌红蛋白、非血红蛋白性的正铁血红素和肝脏某些酶的基团。肝胆及溶血性疾病均可引起血清 TBil 升高,测定方法主要是重氮比色法。

1.参考区间

健康成人:3.4~17.1μmol/L。早产儿(1~2d):<137μmol/L;(3~5d):<274μmol/L;(6~8d):<34μmol/L。足月儿:3.4~17.1μmol/L。

2.临床应用

总胆红素增高常见于:

(1)肝脏疾病:如原发性胆汁性肝硬化、急性黄疸性肝炎、慢性活动性肝炎、病毒性肝炎、阻塞性黄疸、肝硬化等。

(2)肝外疾病:如溶血性黄疸、新生儿黄疸、阻塞性黄疸、胆石症、胰头癌、输血错误等。

八、结合胆红素(DBIl)(又称为直接反应胆红素)

结合胆红素(DBIl)又称"直接胆红素"、"酯化胆红素"、"葡萄糖醛酸胆红素"等。是胆红素与 Y 蛋白(或 Z 蛋白)结合后在肝细胞内质网形成的产物。结合胆红素自肝细胞释放至毛细胆管,成为胆汁的一种重要的组成成分。它随胆汁排入肠道后,自回肠末端起在肠道细菌的作用下,脱去葡萄醛酸,再逐步还原成无色的胆素原(中色胆素原、粪胆素原等)。粪胆素原在肠道下段,或随粪便排出后与空气接触,氧化为粪胆素,成为粪便中的主要颜色。

(1)参考区间:健康成人:0~3.4μmol/L。

(2)临床应用:阻塞性黄疸、胆石症、肝癌等疾病造成的胆红素排泄障碍,使经肝细胞处理后的胆红素无法排出而进入血液,使血液中胆红素浓度升高。

九、未结合胆红素(IBIl)(又称为间接反应胆红素)

未结合胆红素(IBIl)又称"间接胆红素"。未经肝细胞结合转化,即其侧链丙酸基为自由羧基的胆红素。未结合胆红素,由于其分子内部形成氢键使分子卷曲而掩盖了某些化学反应基因,不能直接与重氮试剂起反应,必须先加入酒精或尿素等破坏其氢键后,才易与重氮试剂起反应,产生紫红色的偶氮化合物,称为范登白试验"间接反应阳性",所以未结合胆红素又称为间接胆红素。

(1)参考区间:健康成人:3.4~13.7μmol/L。

(2)临床应用:增高常见于溶血性黄疸、新生儿黄疸、血型不符的输血反应等。

十、亮氨酸氨基肽酶(LAP)

亮氨酸氨基肽酶(LAP)是一种蛋白水解酶,能水解肽链 N 端由亮氨酸参与构成的肽键。该酶广泛存在于人体各组织,胆管上皮细胞及肝细胞内含量较丰富,其作用是在毛细胆管微绒毛处促进胆红素和葡萄糖醛酸的结合,增强生物转化作用,也能促进游离胆红素和清蛋白结合,增加其稳定性。

1.参考区间

健康成人:男性 18.3~36.7U/L;女性 16.3~29.2U/L。

2.临床应用

(1)肝癌、胆道癌、胰癌时明显增高,阻塞性黄疸时也明显增高,常达正常的 5 倍以上。

(2)病毒性肝炎、急性胰腺炎、胆囊炎、肾病时,可中度增高。

(3)慢性肝炎、肝硬化时,正常或稍高,慢性胰腺炎时多正常。

(4)妊娠 2~5 个月,可中度增高,后期可达正常上限的 2~4 倍。所以,有人认为 LAP 水平可用来监测正常妊娠。

(5)有饮酒习惯者可稍高。

十一、5′-核苷酸酶(5′-NT)

5′-核苷酸酶(5′-NT)是一种催化核苷酸分子中磷酸链水解的特异性磷酸酶,广泛存在于各种组织的细胞膜上,但是放入血循环中的 5′-NT 仅来源于肝胆组织,是肝胆系统疾病辅助诊断指标。

(1)参考区间:健康成人:0~11U/L。

(2)临床应用:5′-NT 广泛存在于肝脏和各种组织中。血清中 5′-NT 活力增高主要见于肝胆系统疾病,如阻塞性黄疸、原发性及转移性肝癌、胆道癌、胰腺癌、胆管炎、胆道阻塞、急慢性肝炎、肝硬化、药物性肝损害等,通常酶活力变化与ALP活力变化相平行。但在骨骼系统疾病时,如肿瘤骨转移、畸形性骨炎、甲状腺功能亢进、佝偻病等,通常ALP活力增高,而5′-NT活力正常。所以,对ALP活力增高的患者,测定5′-NT活力有助于临床判断ALP活力增高的原因是肝胆系统疾病,还是骨骼系统疾病。

十二、胰蛋白酶(Try)

胰蛋白酶是胰液中一种分解蛋白质的酶。能把蛋白质分解成为多肽和氨基酸。

(1)参考区间:健康成人:0.1~0.5mg/L。

(2)临床应用:增高常见于胰腺炎、胰腺癌、胰腺囊肿性纤维化、糖尿病等。

第二节 反映肝胆梗阻检验指标的临床应用

一、γ-谷氨酰基转肽酶(γ-GT/GGT)

γ-谷氨酰基转肽酶(γ-GT/GGT)属于转氨酶,又称γ-谷氨酰基转移酶,是生物体内谷胱甘肽代谢途径中的关键酶之一,也是催化转移L-γ-谷氨酰基的特异性酶,在生物体内氨基酸转运过程中起着重要的作用,因此它是反应生物体代谢的重要指标之一,同时人们还可以利用此酶合成很有价值的药物,对各种肝胆疾病均有很好的临床效果。

1.参考区间

37℃时,健康成人:男性11~50U/L;女性7~32U/L。

2.临床应用

人体各器官中GGT含量按下列顺序排列:肾、前列腺、胰、肝、盲肠和脑。在肾脏、胰腺和肝脏中,此酶含量之比约为100:8:4。肾脏中GGT含量最高,但肾脏疾病时,血液中该酶活性增高却不明显。有人认为,肾单位病变时,GGT经尿排出,测定尿中酶活力可能有助于诊断肾脏疾病。

血清GGT测定主要用于诊断肝胆疾病,而作为肝癌标志物的特异性则较差。

GGT升高常见于:

(1)肝炎:急性病毒性肝炎此酶可以轻度至中度升高,其变动一般与转氨酶平行,但在急性恢复期GGT恢复较ALP晚,如GGT持续升高,提示肝炎转为迁延性或慢性。

(2)肝硬化:代偿期GGT多属正常;肝功能失代偿期或有肝活动性损害时,GGT升高;肝内纤维增生时,其升高程度与纤维化程度呈正相关。

(3)肝癌:原发性或继发性肝癌,此酶活力明显增高,其原因可能是由于肝癌组织本身或癌周围组织炎症刺激,导致血液中GGT明显升高。当肝癌手术切除后此酶迅速下降,在肝癌复发时,此酶再度升高,因此对肝癌的诊断有重要意义,而且通过GGT检测,可判断疗效和预后。

(4)阻塞性黄疸:不管肝内或肝外阻塞性黄疸,此酶均升高,其升高幅度与阻塞程度和阻塞时间长短呈正相关,如胆汁性肝硬化、毛细管炎性肝炎、肝癌、肝外胆管癌等,血清GGT不仅显著增高,可达700~1 000U/L以上,且其阳性率也较ALP、GPT和GOT为高。因此,本试验对阻塞性黄疸有较高的诊断价值,阻塞解除后此酶恢复正常。

(5)其他疾病:如心肌梗死、胰腺疾病等可因心肌或胰腺损害,产生GGT增多,释放到血液循环内也多,因而血清中GGT也增高。

(6)药物损伤:如服巴比妥类、抗癫痫类药物,可因药物对肝细胞的损害而导致GGT增高,不过其增高程度与药物剂量无关。

(7)嗜酒者和酒精性肝炎:嗜酒者GGT可升高,酒精性肝硬化、肝炎GGT几乎都上升,常达100~2 000U/L,成为酒精性肝病的特征。

(8)判断恶性肿瘤有无肝转移:肿瘤患者如有GGT的升高,常说明有肝转移。

二、碱性磷酸酶(AKP/ALP)

碱性磷酸酶(AKP/ALP)早年称谓正磷酸盐单脂磷酸水解酶,在肝脏病中,肝内外梗阻时,碱性磷酸酶活性升高,其后发现骨细胞性骨病时,碱性磷酸酶也升高。在骨病中,碱性磷酸酶活性是否处于稳定状态取决于骨细胞的合成、释放和血循环中消失三者的相互平衡,任何一个过程发生障碍,将引起此酶活性的异常。碱性磷酸酶在碱性(pH值8~10)条件下磷酸单脂分解,形成无机酶的非特异性水解酶类。碱性磷酸酶在骨化中起重要作用,因而在硬组织软化过程中,此酶活性升高。在梗阻性肝病、肝硬化、维生素D缺乏、骨转移瘤、骨软化、甲状腺功能亢进时,碱性磷酸酶活性升高;甲状旁腺功能低下、恶性贫血、营养不良和先天性碱性磷酸酶缺乏症时,碱性磷酸酶活性减低。

(一)参考区间

测定温度37℃,健康成人:男性1~12岁<500U/L;12~15岁<750U/L;25岁以上40~150U/L。女性1~12岁<500U/L;15岁以上40~150U/L。≥60岁:男性56~119U/L;女性53~141U/L。

(二)临床应用

血清ALP活力测定通常作为肝胆疾病和骨骼疾病的临床辅助诊断指标。

1.ALP增高见于:

(1)生理性增高:妊娠期妇女、儿童生长发育期及紫外线照射后等。

(2)肝胆疾病:①阻塞性黄疸,无论是肝内还是肝外阻塞,此酶均明显升高,阻塞的程度和持续时间长短与血清ALP呈正相关;②肝细胞性黄疸此酶可正常或轻度升高;③原发性或继发性肝癌;④急、慢性肝炎,肝硬化,肝坏死等。

(3)骨骼疾病:由于骨的损伤或疾病使成骨细胞内所含高浓度的ALP释放入血液中,引起血清ALP活力增高。纤维性骨炎、成骨不全、骨质软化症、佝偻病、骨转移癌、骨原性肉瘤及骨折修复愈合期。

(4)溶血性黄疸:此酶多属正常,因此,此酶对黄疸有鉴别诊断的重要意义。

(5)甲状旁腺功能亢进症ALP活性也增高。

2.ALP降低见于:①贫血及恶病质;②儿童甲状腺发育不全等。

三、碱性磷酸酶同工酶

碱性磷酸酶在人体内分布极为广泛,各种组织细胞如小肠、骨骼、肝、肺、肾等均含有此酶,组成碱性磷酸酶的蛋白质理化性质不同,催化特性和免疫特征形成各异,组成了所谓的碱性磷酸酶同工酶。利用同工酶的分子大小、电荷各异、耐量程度、底物性能、对抑制剂的敏感性及免疫特异性差异,可以分离和鉴别各种同工酶。同工酶可分为 1、2、3、4、5、6 六种,与骨代谢密切相关的是碱性磷酸酶 3,它来自骨骼,在成骨肉瘤、继发性成骨性骨癌、畸形性骨炎、甲亢、甲旁亢及佝偻病,血中碱性磷酸酶升高,此外,在肾功能不全或先天性缺乏 25-羟维生素 D3-1-羟化酶时,形成骨硬化,碱性磷酸酶 3 水平升高。

1. 参考区间

电泳法测定血清中 ALP 同工酶,一般仅为 1 条区带,其中健康成人 67.8% 为肝区带,32.2% 为骨区带;7~11 岁健康儿童 87% 为骨区带,13% 有肝骨混合区带。

健康成人:ALP2>ALP3 或 ALP2≈ALP3;儿童:ALP2<ALP3。

2. 临床应用

肝 ALP 同工酶和胆汁 ALP 同工酶(又称高分子碱性磷酸酶)对检出恶性肿瘤转移至肝的阳性预示值较总碱性磷酸酶高,但它们不能用于鉴别恶性和非恶性肝病。在肝外阻塞性黄疸、转移性肝癌、胆道结石时,胆汁 ALP 检出率很高,并伴有肝 ALP 增高;而肝内胆汁淤积、急性肝炎、原发性肝癌等主要表现为肝 ALP 增多,大多数病例不出现胆汁 ALP 同工酶区带。因此,在肝 ALP 增高的同时,是否出现胆汁 ALP 区带,可作为肝外阻塞性黄疸和肝内胆汁淤积之间以及转移性肝癌和原发性肝癌之间的鉴别诊断参考。

当生理性或病理性成骨或破骨时,均有骨 ALP 明显增高。因此,骨 ALP 同工酶不能用于鉴别非恶性骨病和恶性肿瘤骨转移,但在非青春期和非青春期前,若骨 ALP 同工酶增高,对检出骨肿瘤的阳性预示值较高,优于总碱性磷酸酶。

正常胃与食管黏膜无碱性磷酸酶活力,当肠腺化生时,碱性磷酸酶活力可以增高。此种碱性磷酸酶是肠 ALP 同工酶,对早期发现胃癌前期变化有所帮助。

某些肿瘤患者血清中可以检出类胎盘 ALP 的 Regan 同工酶,这种同工酶最常见于睾丸、卵巢和胰腺癌。此酶的电泳迁移率、免疫学和对热敏感及对苯丙氨酸敏感性皆与胎盘 ALP 相同,但肽指纹谱不同。另一种类胎盘 ALP 同工酶命名为 Nagao 同工酶,在胰尾部腺癌和转移性胆管腺癌患者血清中发现,其电泳迁移率和免疫性质均和胎盘 ALP 同工酶相同,但可被 L-异亮氨酸等所抑制,对乙二胺四乙酸更敏感。而真正的胎盘 ALP 同工酶无此等性质,且胎盘 ALP 只在妇女妊娠时出现。

此外,肝硬化患者血清中可出现肠 ALP 同工酶区带,要注意鉴别。

(1) 血清中 ALP 不是单一的酶,而是一组同工酶,分型为 $ALP_1 \sim ALP_6$,健康人血清中只出现 ALP_2 及 ALP_3,O 或 B 型血的健康人,饭后偶尔出现 ALP5。

(2) 出现 ALP_1:常见于阻塞性黄疸、转移性肝癌、局限性肝损害、脂肪肝等,$ALP_1 > ALP_2$。

(3) 出现 ALP_2:肝细胞癌、转移性肝癌时可出现 ALP_1,同时 ALP_2 增加;原发性肝癌不出现 ALP_1,仅 ALP_2 增加。

(4) 出现 ALP_3:常见于小儿增生性疾病。

(5) 出现 ALP_4:常见于妊娠后期(耐热性 ALP),晚期患者有 1% 的人可出现 ALP_4。

(6) 出现 ALP_5:O 或 B 型血之肝硬化者显著增加。

(7) 出现 ALP_6:常见于溃疡性结肠炎活动期。

第三节 反映肝脏合成功能检验指标的临床应用

一、总蛋白(TP)

血清蛋白质是血清固体成分中含量最多的一类化合物。婴儿时稍低,3岁时即可达到成人水平,60岁后稍降低(约2g/L),性别差异没有临床意义。血浆总蛋白主要包括清蛋白和球蛋白,生理情况下清蛋白占70%,球蛋白占30%,血浆总蛋白的变化也主要表现为清蛋白和球蛋白量的变化。

1.参考区间

健康成人走动后:64~83g/L;健康成人静卧时:60~78g/L;早产儿:36~60g/L;新生儿:46~70g/L。

2.临床应用

(1)增高:①合成增加:球蛋白合成增加,常见于多发性骨髓瘤等。②水分丢失,血液浓缩:常见于高度脱水症,如腹泻、呕吐、休克、高热等。

(2)降低:①摄入不足:如营养不良、消化道吸收功能障碍的慢性胃肠道疾病。②合成减少:如急性肝坏死、肝硬化、中毒性肝炎、恶性贫血和遗传性无白蛋白血症。③丢失过多:如严重失血、广泛烧伤、肾病综合征、溃疡性结肠炎、大量反复放胸腹水等。④消耗过多:如严重结核病、糖尿病、甲状腺功能亢进、恶性肿瘤、高热、妊娠和哺乳期等。

二、白蛋白(ALB)

白蛋白(ALB)也称清蛋白。一类可溶于水的简单蛋白质。卵白蛋白、血清白蛋白等都属此类。卵白蛋白是蛋清中的重要蛋白质,加热即凝固。血清白蛋白对保持血液的正常功能有重要作用。

1.参考区间

健康成人:34~48g/L;4~14岁儿童:38~54g/L。

2.临床应用

血清白蛋白在肝脏合成。其浓度增高通常是由于严重失水,血浆浓缩所致,并非蛋白质绝对量的增加。临床上,尚未发现单纯白蛋白浓度增高的疾病。

白蛋白浓度降低的原因与总蛋白浓度降低的原因相同,但有时总蛋白的浓度接近正常,而白蛋白的浓度降低,同时伴有球蛋白浓度的增高。急性白蛋白浓度降低,主要是由于急性大量出血或严重烫伤时血浆大量丢失。慢性白蛋白浓度降低主要是由于肝脏合成白蛋白功能障碍、腹水形成时白蛋白的丢失和肾病时白蛋白从尿液中的丢失。严重时,白蛋白浓度可低于10g/L。白蛋白浓度低于20g/L时,由于胶性渗透压的下降,常可见到水肿等现象。

(1)增高:常见于严重脱水而导致血浆浓缩,使白蛋白浓度上升。

(2)降低:基本与总蛋白相同,特别是肝脏、肾脏疾病更为明显。

(3)白蛋白合成不足。①常见于急性或慢性肝脏疾病,但由于白蛋白的半衰期较长,因此在部分急性肝病患者中,其浓度降低可不明显。②蛋白质营养不良或吸收不良也可造成白蛋白合成不足。

(4)白蛋白丢失：①肾病综合征、慢性肾小球肾炎、糖尿病、系统性红斑狼疮，白蛋白由尿中丢失，有时每天尿中排出的白蛋白达 5g 以上，超过肝的代偿能力。②肠道炎症性疾病时，可因黏膜炎症坏死等使胃肠道蛋白质丢失，从而引起血浆白蛋白下降。③在烧伤及渗出性皮炎，可从皮肤丧失大量蛋白质。

(5)蛋白分解代谢增加，由组织损伤(外科手术或创伤)或炎症(感染性疾病)引起。

(6)白蛋白的分布异常，如门静脉高压时大量蛋白质尤其是白蛋白从血管内渗漏入腹腔；肝硬化导致门脉高压时，由于肝脏合成减少和大量漏入腹水的双重原因，使血浆白蛋白显著下降。

(7)无白蛋白血症是极少见的遗传性缺陷，血浆白蛋白含量常低于 1g/L，但可以没有水肿等症状，部分原因可能是血液中球蛋白含量代偿性增高。

三、球蛋白(GLB)

一类不溶或微溶于水，可溶于稀盐溶液的单纯蛋白质。可被半饱和中性硫酸铵沉淀。广泛存在于动物和植物中。通过电泳或者超速离心可以区分，如 α-球蛋白和 β-球蛋白，7S 球蛋白和 19S 球蛋白。人血清球蛋白可经电泳法分成 α1-、α2-、β1-、β2- 和 γ-球蛋白，有免疫性。

1. 参考区间

健康成人：20~30g/L。

2. 临床应用

球蛋白浓度增高临床上通常是以 γ-球蛋白增高为主。

球蛋白浓度降低主要是合成减少。

(1)增高：①感染：如结核、疟疾、黑热病、血吸虫病、麻风、慢性肝炎等。②自身免疫性疾病：如系统性红斑狼疮、硬皮病、风湿及风湿性关节炎等。③骨髓瘤和某些淋巴瘤：γ-球蛋白和部分 β-球蛋白均可增至 20~50g/L。④肝硬化。

(2)降低：①生理性低球蛋白血症(3 岁以内婴幼儿)。②肾上腺皮质功能亢进(库欣综合征)及先天性免疫功能缺陷的病人。③放射治疗后或氮芥中毒。

四、血清白/球蛋白(A/G)

血清白/球蛋白(A/G)又称"血清蛋白比例"。是指血清中白蛋白与球蛋白含量之比。常以双缩脲法测血清总蛋白的同时测定血清白蛋白，从总蛋白数值中减去白蛋白数值，即得球蛋白数值。从二者数值相约中，得出白蛋白与球蛋白的比值(A/G)。A/G 正常比值为 1.5~2.5:1。A/G 低于 1.25 者为异常。由白蛋白降低所致的 A/G 小于 1.25 者，多见于肝硬化、肾病综合征、低蛋白血症等；由球蛋白增高所致的 A/G 小于 1.25 者，多见于多发性骨髓瘤、系统性红斑狼疮及亚急性细菌性心内膜炎等。应当指出，测 A/G 往往不能准确地反映白蛋白、球蛋白两者之一有何异常或二者都有异常。所以测血清白蛋白及球蛋白的绝对值则更有价值。

(1)参考区间：健康成人：1.5~2.5:1。

(2)临床应用：血清白蛋白/球蛋白比值小于 1 者称 A/G 比例倒置，常见于肾病综合征、慢性肝炎及肝硬化等。

五、前白蛋白(PA)

在电泳图谱上，位于白蛋白的前方可以看到一条染色很浅的区带，称为前白蛋白。

1. 参考区间

健康儿童：(1 岁左右)100mg/L，(1~3 岁)168~281mg/L；健康成人：280~360mg/L。一般来说病情越重，前白蛋白值越低。

2. 临床应用

PA 除了作为组织修补的材料外，还可视为一种运载蛋白，它结合 T4 与 T3，而对 T3 亲和力更大，PA 与视黄醇结合蛋白形成复合物，具有运载维生素 A 的作用。血清 PA 浓度的测定除了作为一种灵敏的蛋白质营养指标外，其在急性炎症、恶性肿瘤、肝硬化或肾炎时血清浓度下降。

(1) 肝脏疾病时前白蛋白更敏感，有人认为有 30%白蛋白正常的肝病患者的前白蛋白减少，坏死后肝硬化几乎是零。肝硬化肝细胞坏死较轻，前白蛋白变化不大，预后较好，当病情改善时，前白蛋白亦迅速升高。

(2) 亚急性肝坏死前白蛋白一直在低值，故前白蛋白可用做判断肝病预后指标。肝癌以及阻塞性黄疸患者 PA 均可降低，其降低程度与病情有密切关系。

(3) 结合转氨酶、胆红素检测对不同类型肝脏疾病和非肝脏疾病有鉴别意义。如前白蛋白、转氨酶、胆红素均增高，多属急性肝脏疾病；如前白蛋白不增高，仅转氨酶、胆红素增高，则应考虑非肝脏本身疾病。

(4) 肾病综合征前白蛋白不仅不减少，而且在饮食充分时还可以升高。营养不良负氮平衡时前白蛋白减少。

测定前白蛋白与测定白蛋白和总蛋白应用的区别：①前白蛋白分子量小，半衰期短，升高和降低更为明显，可作为早期肝功能损伤的指标，比白蛋白具有更高敏感性。②前白蛋白的检测同时可用于判断患者的营养状况，例如肿瘤术前和术后的，或者在住院或当下营养供应的情况；而白蛋白经常用于检测肝病或者肾病，了解身体是否能够吸收足够的氨基酸。③前白蛋白可作为实体瘤患者化疗后肝功能损害的预见性指标。在接受化疗的实体瘤患者中，在化疗前 PA 下降群体中发生肝功能损害概率为 72.2%，而在化疗前 PA 正常群体中为 4.4%，两者之间存在统计学差异（$P<0.01$）。

六、血清蛋白电泳（SPE）

血清蛋白是由来源不同、功能各异的许多蛋白混合组成，可按理化性质、形态和功能进行分类。由于血清中每种蛋白质组成的氨基酸数量、种类、体积、分子量和携带的电荷性质、数量不同，利用其在电场移动速度的差别将其分离，称为血清蛋白电泳。在直流电场中，每种蛋白按各自的速度迁移，血清蛋白在给定的 pH 值条件下根据其所带电荷数将其分离成各种片段，由五个不同迁移率区带组成：ALB、α1、α2、β、γ 球蛋白。每一区带含有一种或多种血清蛋白质。

1 参考区间

血清蛋白电泳见表6。

2 临床应用

(1) 白蛋白增高或降低：白蛋白区出现剪刀状双区带称为双白蛋白血症。真性双白蛋白血症易并发恶性血液系统疾病。

表6 血清蛋白电泳(%)

蛋白质	丽春红S染色	氨基黑染色	洗脱比色
白蛋白	57~68	60.0~73.2	58.6~73.8
α_1-球蛋白	1.0~5.7	1.0~3.0	2.5~5.9
α_2-球蛋白	4.9~11.2	3.3~7.3	4.5~8.7
β-球蛋白	7.0~13.0	6.7~9.9	7.1~13.3
γ-球蛋白	9.8~18.2	11.9~23.5	13.1~21.5

(2)α_1-球蛋白:①增高:肝癌、肝硬化、肾病综合征、营养不良等。②降低:严重肝病。

(3)α_2-球蛋白:①增高:肾病综合征、胆汁性肝硬化、肝脓肿、营养不良等。②降低:严重肝病。

(4)β-球蛋白:①增高:高脂血症、阻塞性黄疸、胆汁性肝硬化等。②降低:严重肝病。

(5)γ-球蛋白:①增高:慢性感染、肝硬化、肿瘤、多发性骨髓瘤等。②降低:肾病综合征、慢性肾炎。

七、血浆氨(NH_3)

1 参考区间

健康成人:18~72μmol/L。有研究指出,血浆氨浓度女性比男性低10%。

2 临床应用

正常情况下,氨在肝脏内转变成尿素。严重肝脏疾病时,氨不能从循环中清除,从而引起血浆氨增高。高血浆氨有神经毒,可引起肝性脑病(肝昏迷)。成人血浆氨测定主要用于肝昏迷的监测和处理。

血浆氨测定也可用于儿科诊断Reye's综合征。该综合征有严重低血糖、大块肝坏死、急性肝衰竭,并伴有肝脂肪变性,在肝酶谱增高前,即见血浆氨增高。

(1)增高:①生理性增高:见于进食高蛋白饮食或运动后。②病理性增高:见于严重肝损害(如肝硬化、肝癌、重症肝炎等)、上消化道出血、尿毒症等。

(2)降低:低蛋白饮食,贫血。

八、血浆凝血因子

见止血及凝血检验指标的临床应用。

第四节 反映肝脏感染病原学检验指标的临床应用

一、甲型肝炎病毒抗体(抗-HAV IgM/IgG)

甲型肝炎(甲肝)病毒(HAV)是经粪-口途径传播的病毒,是急性肝炎的常见的病原体。甲肝易发生爆炸或流行,引起严重的公共卫生问题。实验室诊断甲肝主要依靠血清学检测,常见的有抗甲肝病毒抗体(Anti-HAV)免疫球蛋白(Ig)M和Anti-HAV总抗体两种Anti-HAV IgM抗体阳性常与HAV的急性感染相关。Anti-HAV总抗体是HAV感染后产生的总抗体,通常用竞争抑制法来检测,可同时检测Anti-HAV IgM和Anti-HAV IgG。Anti-HAV IgM可维持6个月左右,而Anti-HAV IgG可持续多年,对HAV感染有免疫力。Anti-HAV总抗体阳性,表明有 HAV 感染有免疫力。

(1)参考区间:抗甲肝抗体 IgM(抗-HAV IgM):阴性;抗甲肝抗体 IgG(抗-HAV IgG):阴性(ELISA 法)。

(2)临床应用:甲型肝炎病毒(HAV)为甲型病毒性肝炎的病原体,主要通过粪-口途径传播。血液中抗-HAV IgM 型抗体在发病后 1~2 周内出现,3 个月后滴度下降,6 个月后不易检出。抗-HAV IgM 型抗体阳性,表示急性 HAV 感染早期,为甲肝特异性早期诊断指标。抗-HAV IgG 出现较抗-HAV IgM 稍晚,几乎可终身存在。抗-HAV IgG 型抗体阳性,表示过去曾受过 HAV 感染,但体内已无 HAV,是一种保护性抗体,可用于甲肝的流行病学调查,表示有既往感染史。

二、甲型肝炎病毒 RNA(HAV-RNA)

HAV 基因组(HAV-RNA)由 3 部分组成:①5′-非编码区,位于基因组前段,对 HAV 复制有重要意义;②编码区,即开放读码框架(ORF),只此 1 个编码聚合蛋白;③3′-非编码区,位于 ORF 之后,无编码病毒蛋白的功能。HAV-RNA 的检测采用 PCR 或斑点杂交法,多用于实验研究。

(1)参考区间:HAV-RNA 定性:阴性(RT-PCR 法)。

(2)临床应用:检验患者血清中 HAV-RNA,灵敏度高,能检出极少量的甲肝病毒,进一步实现了甲肝的早期诊断。

三、乙肝五项指标

乙型肝炎在世界范围属于常见传染病,在当前所知导致死亡的疾病中乙型肝炎排在第十位。乙肝病毒血清标志物也称乙肝五项,分别为乙肝表面抗原(HBsAg)、乙肝表面抗体(HBsAb)、乙肝 e 抗原(HBeAg)、乙肝核心抗体(HBcAb)以及乙肝 e 抗体(HBeAb)对于乙肝患者检测中有重要作用。

1.参考区间(ELISA 法)

乙型肝炎病毒表面抗原(HBsAg):阴性;乙型肝炎病毒表面抗体(HBsAb 或抗-HBs):阴性、阳性均可;乙型肝炎病毒 e 抗原(HBeAg):阴性;乙型肝炎病毒 e 抗体(HBeAb 或抗-HBe):阴性;乙型肝炎病毒核心抗体 IgG(HBcAb-IgG 或抗-HBc IgG):阴性。

2.临床应用

(1)HBsAg:主要在感染 HBV1~2 个月后在血清中出现,可维持数周、数月、数年甚至终身。HBsAg 阳性表示肝脏中有 HBV,虽然 HBsAg 本身不具传染性,因其常与 HBV 同时存在,常被用来作为感染 HBV 的标志之一,但不能反映病毒复制、传染性和病情预后。

(2)HBsAg 阳性:①乙型肝炎潜伏期和急性期;②慢性迁延性肝炎,慢性活动性肝炎,肝硬化,肝癌;③慢性 HBsAg 携带者。HBsAg 也可从许多乙肝患者体液和分泌物中测出,如唾液、精液、乳汁、阴道分泌物等。但在 HBV 感染窗口期,HBsAg 可呈阴性,而此时抗-HBcAb IgM、HBV-DNA 等其他指标则可呈阳性。

(3)HBsAb 阳性:①提示既往曾感染过 HBV,现已恢复,体内已产生保护性抗体,而且对 HBV 有一定的免疫力;②接种过乙肝疫苗后(一般只出现抗-HBs 单项阳性)或注射过 HBsAb 免疫球蛋白者。HBsAb 是机体针对 HBsAg 产生的中和抗体,是乙肝血清标志物中唯一的一种保护性抗体,表明机体具有一定的免疫力。它一般在HBsAg转阴后出现,是疾病恢复的开始,抗体可持续多年,其滴度与特异性保护作用相平行。

(4)HBeAg阳性:①表明乙肝处于活动期,常在HBsAg阳性的血清中检出,病毒复制活跃,传染性强;②HBeAg持续阳性的乙型肝炎,易转变为慢性肝炎;③HBeAg和HBsAg阳性的孕妇可将乙肝病毒垂直传播给新生儿,其感染的阳性率为70%~90%。

HBeAg可作为乙肝病毒复制的间接指标,说明病毒复制活跃,感染性强,是患者具有传染性的标志。HBeAg阳性可见于急、慢性肝炎和乙肝病毒携带者。

(5)HBeAb阳性:①多见于HBeAg转阴的病人,意味着HBV部分被清除或抑制,复制减少,传染性降低;②部分慢性乙型肝炎、肝硬化、肝癌病人可检出HBeAb,乙肝急性期即出现HBeAb者,易进展为慢性肝炎。

HBeAb是HBeAg的对应抗体,但它不是中和抗体(即保护性抗体),出现于急性感染的恢复期,持续时间较长,它的出现表示传染性相对降低,但并非无传染性,是一种低传染、弱复制状态。HBeAb和HBeAg除在转换过程中,一般不会同时阳性,HBeAb阳转,HBeAg即消失。

(6)HBcAb-IgG阳性:HBcAb-IgG不是保护性抗体,是反映肝细胞受到HBV侵害的一种指标。若阳性,表明曾有过乙型肝炎病毒感染或疾病处于恢复期。HBcAb-IgG在机体感染HBV后1个月左右开始升高,在体内持续时间长,可数十年甚至终身,是HBV既往感染的指标,并且几乎所有的个体均能产生HBcAb,所以常用于乙肝流行病学调查。

四、乙肝五项指标定量

乙肝病毒(HBV)感染是我国最常见的感染性疾病之一,应用免疫技术测定HBV特异性抗体是HBV感染诊断的主要手段.定量检测乙肝表面抗原(HBsAs)、表面抗体(HBsAb)、e抗原(HBeAg)、e抗体(HBeAb)、核心抗体(HBcAb)五项乙型肝炎血清学标志物(HBV-M),对乙肝类型的判断和治疗效果的观察具有重要价值.

1.参考区间(电化学发光法)

乙型肝炎病毒表面抗原(HBsAg):S/CO<1.0;乙型肝炎病毒表面抗体(HBsAb):S/CO<1.0或>10.0(成功接种乙肝疫苗后);乙型肝炎病毒e抗原(HBeAg):S/CO<1.0;乙型肝炎病毒e抗体(HBeAb):S/CO>1.0;乙型肝炎病毒核心抗体IgG(HBcAb-IgG):S/CO>1.0。

2.临床应用

比定性更加精确,主要应用于诊断以及乙肝患者治疗过程中的疗效观察,也可用于乙肝疫苗接种的效果判断。

五、乙型肝炎病毒核心抗体IgM(HBcAb-IgM或抗-HBc IgM)

1.参考区间

HBcAb-IgM或抗-HBc IgM:阴性(ELISA法)。

2.临床应用

HBcAb-IgM是机体感染HBV后血液中最早出现的特异性抗体,是乙肝近期感染指标,在肝炎的急性期滴度高,是诊断急性乙型肝炎和判断病毒复制活跃的标志,并提示病人血液有传染性。IgM转阴,预示乙型肝炎逐渐恢复;IgM阳转,预示乙型肝炎复发;HBcAb-IgM阳性还见于慢性活动性肝炎。

在HBV感染窗口期,HBcAb-IgM是唯一能检出的血清标志物,对急性肝炎的诊断有一定价值。

六、乙型肝炎病毒前 S_1(PreS$_1$)蛋白与抗-前 S_1 抗体

前 S_1 蛋白是HBV外膜蛋白的成分,其第21~47位氨基酸为肝细胞膜的受体。HBV可通过这一受体黏附至肝细胞膜上,从而侵入肝细胞。抗-前 S_1 抗体是针对前 S_1 蛋白的特异性抗体。

1.参考区间

前 S_1 蛋白:阴性。

2.临床应用

(1)前 S_1 蛋白阳性提示病毒复制活跃,具有较强的传染性。

(2)前 S_1 抗体是HBV的中和抗体,能阻止HBV入侵肝细胞,抗-前 S_1 抗体较早出现提示预后良好。抗-前 S_1 抗体阳性,见于急性乙肝恢复早期,常表示HBV正在或已经被清除,是观察乙肝病情、了解预后及乙肝疫苗接种后是否有效的指标。

七、乙型肝炎病毒前 S_2(PreS$_2$)蛋白与抗-前 S_2 抗体

前 S_2 蛋白也是HBV外膜蛋白成分,其N端109~133位氨基酸为聚合人血清白蛋白受体(PHSA-R)可与PHSA结合。人肝细胞膜上也有PHSA-R,也可与PHSA结合,故HBV可通过病毒受体-PHSA-肝细胞膜受体方式黏附到肝细胞膜上,从而侵入肝细胞,是乙肝病毒入侵肝细胞的主要结构组分之一。抗-前 S_2 抗体是针对前 S_2 蛋白的特异性抗体。

1.参考区间

前 S_2 蛋白:阴性。

2.临床应用

(1)前 S_2 蛋白阳性提示病毒复制活跃,具有较强的传染性,若长期存在患者血清中,提示转为慢性。

(2)抗-前 S_2 抗体是HBV的中和抗体,能阻止HBV入侵肝细胞,患者体内出现此种抗体,表明病情好转,趋向痊愈。检测患者血清中抗-前 S_2 抗体对观察乙肝的预后,特别是急性乙型肝炎的预后有重要意义。抗-前 S_2 抗体较早出现提示预后良好。

八、乙型肝炎病毒 DNA(HBV-DNA)定性和定量

1.参考区间

HBV-DNA定性(PCR法或斑点杂交试验):阴性;荧光定量PCR法:HBV-DNA<10^3拷贝/ml。

2.临床应用

血液中HBV-DNA的存在是HBV感染最直接、最灵敏和最特异的诊断指标。

(1)HBV-DNA阳性:表明HBV复制具有传染性,是急性乙型肝炎病毒感染可靠的诊断指标。当机体感染HBV时,在外周血中HBV-DNA的出现要早于血清学抗原抗体指标,并且只有HBV-DNA存在才会引起感染。因此,使用极为灵敏、特异的PCR方法检测HBV-DNA可为急性HBV感染提供直接证据。

(2)HBV-DNA检测结果与血清免疫学结果的综合评价:①与HBsAg检测结果的关系:一般来说HBsAg阳性,HBV-DNA测定常常阳性,但偶尔会遇到HBsAg阴性,HBV-DNA阳性,其原因可能是因为 HBsAg ELISA 测定敏感性低,对极低浓度的 HBsAg 测不出,而 PCR 具极高的灵敏度,HBV-DNA 含量即使很低也可检测出来;或在 HBV 感染早期,此时所有乙肝免疫标志物尚未产生。②与抗-HBs 的关系:HBV 感染恢复期,抗-HBs 阳性,血清 HBV-DNA 检测一般为阴性,但少部分亦可为阳性,特别是肝组织 HBV-DNA 测定阳性率仍很高,说明 HBV 还没有从肝脏中完全清除掉。只有 HBV-DNA 测定阴性才是病毒消除的明确指标。③与 HBeAg、抗-HBe 和抗-HBc 的关系:HBeAg 阳性,HBV-DNA 检测几乎全为阳性;HBeAg 阴性而抗-HBe 和抗-HBc 阳性者,仅表明病毒复制减弱,但并未完全消失,血清 HBV-DNA 的阳性率仍可高达 80%。因此,HBV-DNA 检测是评价 HBV 传染性的最可靠方法。

(3)抗病毒药物治疗乙肝的疗效评价:使用定量 PCR 测定乙肝患者血液中 HBV-DNA 的含量在治疗前后的变化,可以判断相应药物的疗效,从而确定有效的治疗方案,经治疗后若 HBV-DNA 阴转,说明疗效显著。

(4)筛查献血员,防止乙肝病毒输血后感染。

(5)监测血制品的传染性、乙肝疫苗的安全性。

九、丙型肝炎病毒抗体(抗-HCV)

丙型肝炎病毒抗体是因感染丙型肝炎病毒后,机体产生的对应抗体。检测患者血清中该抗体有助于对丙型肝炎病毒感染的诊断。需要说明的是,该抗体是有传染性的标记而不是保护性抗体。对供血员进行该测定,对预防丙型肝炎有较大意义。

1.参考区间

抗丙肝抗体(抗-HCV):阴性(ELISA 法)。

2.临床应用

(1)抗-HCV 是一种非保护性抗体,阳性是诊断 HCV 感染的重要依据。

(2)抗-HCV IgM 阳性:①表明 HCV 近期感染,常见于急性 HCV 感染,是诊断丙肝的早期敏感指标;持续阳性常可作为转为慢性肝炎的指标。②其是 HCV 活动的指标,在慢性 HCV 感染时,若抗-HCV IgM 阳性只表示病变活动,常伴有 ALT 升高。③提示病毒持续存在并有复制,是判断 HCV 传染性的指标。

(3)抗-HCV IgG 出现晚于抗-HCV IgM,阳性表明体内已有 HCV 感染,但不能作为 HCV 感染的早期诊断指标,而且由于实验试剂的限制、患者免疫力的差异,在疾病早期抗-HCV IgG 阴性时不能完全排除 HCV 感染,必要时行 HCV-RNA 的检测。在慢性期、持续感染或丙肝恢复期,抗-HCV IgG 多为阳性。

十、丙型肝炎病毒 RNA(HCV-RNA)定性和定量

1.参考区间

HCV-RNA 定性:阴性(RT-PCR 法);荧光定量 PCR 法:HCV-RNA<10^3 拷贝/ml。

2.临床应用

HCV-RNA 阳性,有助于 HCV 感染的早期诊断,提示 HCV 复制活跃,传染性强。HCV-RNA 和抗-HCV 同时阳性,提示活动性感染;HCV-RNA 阴转,提示复制受抑,预后较好;HCV-RNA 阴性而抗-HCV IgG 阳性,提示有既往感染。HCV-RNA 检测有助于发现抗-HCV 阴性期的急慢性肝炎,尤其对抗-HCV 低滴度反应患者更有意义。

HCV-RNA 定量检测,可连续观察 HCV-RNA 的动态变化,对判断病情及预后、监测干扰素等药物的疗效以及检测血制品的安全性有重要意义。

十一、丁型肝炎病毒抗原(HDVAg)

1.参考区间

HDVAg 定性:阴性。

2.临床应用

HDVAg 在血清中出现较早,但仅持续 1~2 周就很快下降,在急性感染后 1~2 周就难以检测到,因此多数临床上疑诊为急性丁型肝炎的病人,由于检测不及时,往往血清 HDVAg 呈阴性反应。

HDVAg 阳性是诊断急性 HDV 感染的最好而又最直接的证据。慢性 HDV 感染患者血清中 HDVAg 可反复阳性。HDVAg 与 HBsAg 同时阳性,表示丁型和乙型肝炎病毒同时感染,患者可迅速发展为慢性或急性重症肝炎。

十二、丁型肝炎病毒抗体(抗-HDV IgM/IgG)

1.参考区间

抗-HDV IgM 和抗-HDV IgG 定性:阴性。

2.临床应用

抗-HDV 是一种非保护性抗体。

(1)抗-HDV IgM 阳性,见于急性 HDV 感染。抗-HDV IgM 出现较早,持续时间较短,可用于丁型肝炎早期诊断。

(2)抗-HDV IgG 阳性,只能在 HBsAg 阳性血清中测得,是诊断慢性丁型肝炎的可靠血清学指标。抗-HDV IgG 在 HDV 感染急性期滴度低,慢性感染期滴度高,HDV 感染终止后抗-HDV IgG 阳性仍可持续多年。

HBV/HDV 联合感染时,血清中首先出现乙肝表面抗原,然后肝内丁肝抗原阳性。急性期血清出现一过性丁肝抗原阳性即消失,随即出现丁肝抗体。因此,丁型肝炎的血清诊断主要依据丁肝抗体的检验。

十三、丁型肝炎病毒 RNA(HDV-RNA)定性

(1)参考区间:HDV-RNA 定性:阴性(RT-PCR 法)。

(2)临床应用:HDV-RNA 阳性可明确诊断为丁型肝炎。

十四、戊型肝炎病毒抗体(抗-HEV)

1.参考区间

抗-HEV IgM 和抗-HEV IgG 定性:阴性(ELISA 法)。

2.临床应用

(1)抗-HEV IgM 阳性表明新近感染 HEV,但持续时间较短,可作为急性感染的指标。

(2)抗-HEV IgG 阳性表示有 HEV 既往感染史或处于感染恢复期后期。

十五、戊型肝炎病毒 RNA(HEV-RNA)定性

(1)参考区间:HEV-RNA 定性:阴性(RT-PCR 法)。

(2)临床应用:早期诊断指标,对抗体检测结果进行确证。

十六、庚型肝炎病毒抗体(抗-HGV)

(1)参考区间抗-HGV 定性:阴性(ELISA 法)。

(2)临床应用庚肝病毒感染一般经血液传播,抗体阳性表示曾感染过 HGV,多见于输血后肝炎或使用血液制品引起 HGV 合并 HCV 感染的患者。但是,目前 HGV 感染的血清学检测方法还不成熟。

十七、庚型肝炎病毒 RNA(HGV-RNA)定性

(1)参考区间:HGV-RNA 定性:阴性(RT-PCR 法)。

(2)临床应用:RNA 阳性表明有 HGV 存在。

十八、输血传播性肝炎病毒(TTV)的免疫学检验

(1)参考区间:PCR 法为阴性。

(2)临床应用:TTV DNA 阳性表明有 TTV 存在。

第五节 反映肝脏纤维化检验指标的临床应用

一、Ⅲ型前胶原氨基末端肽(PⅢP)

1.参考区间

均值为 100ng/L,>150ng/L 为异常。

2.临床应用

(1)肝炎:急性病毒性肝炎时血清 PⅢP 增高,但在炎症消退后 PⅢP 恢复正常,若 PⅢP 持续升高,提示转为慢性活动性肝炎。

(2)肝硬化:血清 PⅢP 含量能可靠地反映肝纤维化程度和活动性,以及肝脏的组织学改变,是诊断肝纤维化和早期肝硬化的良好指标。伴有肝硬化的原发性肝癌,血清 PⅢP 明显增高,但与原发性血色病患者的肝纤维化程度无关。

(3)用药监护及预后判断:血清 PⅢP 检测可用于免疫抑制剂(如氨甲蝶呤)治疗慢性活动性肝炎的疗效监测,并可作为慢性肝炎的预后指标。

二、单胺氧化酶(MAO)

单胺氧化酶(MAO)存在于线粒体中的一种黄素蛋白酶,催化单胺(如肾上腺素或去甲肾上腺素)的氧化脱氨作用生成相应的醛类。广泛分布于各组织。MAO 是一类作用于单胺类化合物的水溶性酶,能催化底物如肾上腺素、5-羟色胺等氧化脱氨。生物体内的 MAO 有水溶性和脂溶性两种,以 FAD 或磷酸吡哆醛为辅酶,在氧参与下催化底物氧化脱氨生成相应的醛、氨和过氧化氢。

1.参考区间

健康成人:(醛苯腙法)<36U/ml;(伊藤法)<30U;(中野法)23~49U。

2.临床应用

MAO 广泛分布于肝、肾、胃、小肠和脑组织中,在细胞内定位于线粒体膜。血清 MAO 活性测定是检查肝纤维化病变的重要指标。纤维化发生在汇管区之间或汇管中心区之间时,MAO 活性明显增高,阳性率在 80%以上;在假小叶周围有广泛纤维化形成时,则几乎全部增

高,且升高幅度最大。纤维化病变侵入肝实质内时,升高率仅为30%。

血清单胺氧化酶活性升高常见于:

(1)肝硬化:反映结缔组织MAO的活性,当肝脏结缔组织增多时,结缔组织中的MAO进入血液内,所以血清中此酶活性增高,临床上用于观察肝硬化程度,根据腹腔镜观察,70%~80%重症肝硬化患者MAO增高,而且与肝硬化结节程度呈正相关,但对早期肝硬化并不敏感。

(2)肝炎:急性肝炎其MAO活性可正常或稍增高,而当有大块肝坏死,大量肝细胞线粒体破坏,MAO释放入血液,血液中MAO亦会明显增高;慢性肝炎在无活动性肝细胞损害的情况下,MAO多属正常,但当有活动性肝细胞损害时,MAO亦增高。

(3)肝外疾病:如慢性充血性心力衰竭、糖尿病、甲状腺功能亢进、系统硬化症等,或因这些器官中含有MAO,或因心功能不全引起心源性肝硬化或肝窦长期高压,MAO也可升高。

三、脯氨酰羟化酶(PH)

脯氨酰羟化酶是胶原合成的关键酶,主要作用是将前胶原α-肽键上的脯氨酰转化为羟脯氨酰,羟化后的前胶原才能形成稳定的螺旋结构。可见,该酶与纤维组织的形成有关。

1.参考区间

健康成人:39.5±11.87μg/L。

2.临床应用

(1)肝脏纤维化的诊断:肝硬化及血吸虫性肝纤维化,PH活性明显增高。原发性肝癌因大多伴有肝硬化,PH活性也增高,而转移性肝癌、急性肝炎、轻型慢性肝炎,PH大多正常,当肝细胞坏死加重伴胶原纤维合成亢进时,PH活性增加,慢性中、重度肝炎因伴有明显肝细胞坏死及假小叶形成,PH活性增高。

(2)肝脏病变随访及预后判断:慢性肝炎,肝硬化患者,其PH活性进行性增高,提示肝细胞坏死及纤维化状态加重,若治疗后PH活性逐渐下降,提示治疗有效,疾病在康复过程中。

四、α-L-岩藻糖苷酶(AFU)

α-L-岩藻糖苷酶(AFU)是一种与糖代谢有关的溶酶体酸性水解酶,分子量为230×10^3,主要生理功能是参与含岩藻糖基的糖蛋白、糖脂等生物活性大分子的分解代谢,广泛存在于人体各组织细胞溶酶体和体液中。原发性肝癌患者由于多种因素引起血清AFU活性升高且升高幅度较大,易引起人们的重视。

AFU水平的变化不仅与岩藻糖苷酶缺陷性疾病有关,还可作为原发性肝癌诊断的标志物。血清AFU测定对原发性肝癌具有重要的价值,有利于肝癌的诊断、疗效观察、手术后随访以及肝癌普查。AFU和AFP联合检测,能提高原发性肝癌的早期诊断率。因此,应把AFU和AFP一样作为常规肝癌标志物来检测,对肝癌的高发人群的筛检和原发性肝癌的早期诊断均有重要的意义。

1.参考区间

健康成人血清AFU水平呈正态分布,男女间无显著差异。酶活性:6.9±3.4U/L(2s)。

2.临床应用

(1)升高:见于①原发性肝癌,其特异性和敏感性较AFP高,特异性则差于AFP。AFU与AFP无明显相关,二者联合监测可提高肝癌的检出率,特别是对AFP阴性和小细胞肝癌的诊断价值更大。②转移性肝癌、胆管细胞癌、恶性间皮瘤、肝硬化等,但升高不明显。③血清AFU随妊娠周数的增加而增加,在自然分娩或人工终止妊娠后,迅速下降,5d后降到正常水平。

(2)降低:见于①卵巢肿瘤;②B淋巴细胞白血病。

五、腺苷脱氨酶(ADA)

腺苷脱氨酶(ADA),腺嘌呤核苷酸氨基水解酶;人体组织中腺苷脱氨酶有3种,二种单体酶,另一种为酶-糖蛋白结合体。有多种方法可测腺苷脱氨酶活性,最简单的测定方法是利用底物腺苷和产物次黄苷在紫外265nm处吸光度有显著差异的性质。另一大类方法是测定产物氨,目前应用最多。在患急性淋巴细胞白血病、急性病毒性肝炎、慢性活动性肝炎及原发性肝癌时,血清中腺苷脱氨酶含量升高。患先天性贫血症时该酶也升高。结核性胸、腹水中腺苷脱氨酶活力明显高于其他病因,故可用于结核性胸、腹水的诊断,结核性与癌性胸水的鉴别诊断。腺苷脱氨酶同工酶检测,可提高其对相关疾病诊断的特异性和灵敏度。

1.参考区间

按ADA的惯用单位计算,健康成人:0~25U;按国际单位计算,健康成人≤30U/L(血清)。

2.临床应用

(1)肝脏损伤的敏感指标:①重症肝炎发生酶胆分离时,ADA明显升高;②急性肝炎前期ADA升高不如ALT明显,后期ADA升高率高于ALT,且恢复较ALT为迟,与组织学恢复一致;③慢性肝炎、肝硬化和肝细胞癌患者ADA升高显著,失代偿肝硬化ADA明显高于代偿期。

(2)ADA随着肝纤维化加重活性增加。

(3)细胞性黄疸病人血清ADA多数升高,阻塞性黄疸病人血清ADA多属正常或升高不明显。

(4)结核性胸膜炎、腹膜炎患者胸腹水及血清中,ADA的活力明显升高,癌症病人的胸腹水及血清ADA活力正常或升高不明显。

(5)结核性脑膜炎性脑脊液中ADA活力升高,病毒性脑膜炎升高正常或不明显。

六、谷氨酸脱氢酶(GLDH/GDH)

GDH能催化谷氨酸脱氢生成相应的亚氨基酮酸,后者自发水解生成α-酮戊二酸。GDH是一种别构蛋白,为六聚体结构,由6种相同的亚基组成。GDH是一种含锌的线粒体特异性酶,ADP是该酶的活化剂,而金属离子($Ag+$、$Hg+$)、金属螯合剂(如EDTA)则抑制其活性。

GDH以肝脏含量最丰富,主要集中在肝小叶中央静脉周围肝细胞中,其次为心肌、肾,胰、脑、骨骼肌及白细胞中含量较少。正常人血清中GDH含量极微。

1.参考区间

健康成人:0~11U/L。

2.临床应用

谷氨酸脱氢酶是线粒体酶,主要存在于肝脏、心肌及肾脏中,少量存在于脑、骨骼肌及白细胞中。

(1)各类肝病患者的谷氨酸脱氢酶明显升高,且肝脏损伤程度越严重其升高的程度越高。谷氨酸脱氢酶的检测对各类肝病的诊断、肝细胞损伤程度的评价、疗效观察及预后具有

(2)还可用于梗阻性黄疸与非梗阻性黄疸的鉴别。

七、血清铁(SI)

血液中与运铁蛋白结合的铁量即为血清铁。正常情况下,从小肠进入血液的二价铁在血液中氧化成三价,三价铁与血浆运铁蛋白相结合而被输送到骨髓或其他需铁组织被利用。血清铁增高见于再生障碍性贫血、溶血性贫血及铅中毒等,降低见于缺铁性贫血、慢性出血等。

参考区间:正常血清铁含量为男性:13.43~31.34μmol/L,女性:10.74~30.98μmol/L。

见其他贫血检查指标的临床应用。

八、血清铜(Cu)

正常人血清铜含量为14~20μmol/L。血清中铜离子全部与血浆蛋白结合形成血浆铜蓝蛋白。铜是细胞色素氧化酶、超氧化物歧化酶、过氧化氢酶、酪氨酸酶、单胺氧化酶及抗坏血酸氧化酶等的组成成分。血浆铜蓝蛋白可能与组织铁转移有关,因此缺铜早期可使铁蛋白中铁的利用受阻,易出现含铁血黄素沉着及贫血。在缺铜后期,则肝、肌肉和神经组织中的细胞色素氧化酶活性明显下降,ATP生成减少,使许多合成功能降低。在临床上,血清铜减低,对肝豆状核变性有特异性诊断价值。

见微量元素检验指标的临床应用。

第六节 胰腺疾病检验指标的临床应用

一、淀粉酶(AMS)

淀粉酶(AMS)亦称糖化酶。一类能水解O-葡萄糖键,使淀粉和糖原成糊精、麦芽糖和葡萄糖的酶。根据来源,有植物淀粉酶(如麦芽淀粉酶)和微生物淀粉酶(细菌淀粉酶)两类。根据作用特性,分为α-淀粉酶(液化酶)和β-淀粉酶两种。多存在于动物的唾液、胰液、植物的胚芽和曲霉等中。可应用于饴糖、食用糊精和药用消化酶的生产等。

1.参考区间

健康成人:血清(37℃)≤220U/L;尿液(37℃)≤900U/L。

2.临床应用

淀粉酶主要是由唾液腺和胰腺分泌。

(1)病理性升高多见于急性胰腺炎、胰管阻塞、胰腺癌、胰腺损伤、急性胆囊炎、胃溃疡、腮腺炎等,以上疾病时,往往患者的血清淀粉酶与尿中淀粉酶同时升高。急性胰腺炎发病后8~12h血清AMS开始升高,12~24h达高峰,2~5d下降至正常。如超过500U/L,即有诊断意义;达350U/L应怀疑此病。尿AMS于起病后12~24h开始升高,下降也比血清AMS慢,所以在急性胰腺炎后期测定尿AMS更有价值。急性阑尾炎、肠梗阻、胰腺炎、胆石症、溃疡病穿孔以及吗啡注射后等均可升高,但常低于500U/L。

(2)病理性降低主要见于重症肝炎、肝硬化、糖尿病等。健康人血清中的AMS主要由肝脏产生,故血清及尿中AMS同时减低见于肝病。肾功能障碍时,血清AMS降低。

(3)巨淀粉酶血症时,尿淀粉酶正常,但血清淀粉酶明显升高。

(4)坏死性胰腺炎,淀粉酶不升高,血清钙降低者预后不良。

二、淀粉酶同工酶

琼脂糖电泳法可将淀粉酶同工酶分成两型,即S型(唾液型)及P型(胰型)。淀粉酶同工酶测定对鉴别胰腺疾病等有一定帮助。

1.参考区间

胰型(P型):血清23%~61%;尿液52%~84%。

唾液型(S)型:血清39%~77%;尿液16%~48%。

2.临床应用

淀粉酶同工酶分为胰型(P型)和唾液型(S)型两种。

(1)P型增加常见于急、慢性胰腺炎。

(2)S型增加常见于高淀粉血症及肺小细胞癌、急性耳下腺炎等。

三、脂肪酶(LPS)

催化脂肪水解为甘油和脂肪酸的酶。广泛存在于动植物组织,以动物胰脏、某些植物种子如蓖麻子等含量为高,脂肪组织、肝脏、未断乳婴儿和小动物胃中含量也丰富。不同来源的脂肪酶,其蛋白质结构、最适温度、最适pH、稳定性、底物特异性等均有差异。

1.参考区间

健康成人:1~54U/L。

2.临床应用

胰腺是人体LPS最主要来源,血清脂肪酶对急性胰腺炎的诊断有很大帮助。临床研究证实,其灵敏度为80%~100%,特异性为84%~96%;而淀粉酶的灵敏度为73%~79%,特异性为82%~84%。故血清LPS测定的灵敏度和特异性均优于淀粉酶测定。

病理性升高:

(1)急性胰腺炎,可持续升高10~15d。

(2)胰腺癌和胆管炎时也常常增高。

(3)脂肪组织破坏时如骨折、软组织损伤手术后可轻度增高。

(4)个别慢性胰腺炎、肝癌、乳腺癌的病人也增高。

四、胰淀粉酶(P-AMY)

指由胰腺分泌的α-淀粉酶,分泌出来就有活性,能水解淀粉α-1,4-糖苷键。系胰分泌的一种消化酶。绝大部分流入十二指肠,消化食物中的淀粉。极少量回流入血经尿排出。直链淀粉被水解的产物是麦芽糖和麦芽丙糖;支链淀粉被水解后还产生含有α-1,4支链的糊精混合物。

1.参考区间:健康成人:0~53U/L。

2.临床应用:增高常见于急性胰腺炎、胰腺癌等。

(党海燕)

第四章 肾脏、风湿及免疫性疾病检验指标的临床应用

第一节 肾脏疾病检验指标的临床应用

一、尿素/尿素氮(Urea/BUN)

尿素亦称脲。人体或其他哺乳动物中含氮物质代谢的主要最终产物。由氨与二氧化碳通过鸟氨酸循环缩合生成,主要随尿排出。纯品为无色结晶或白色结晶性粉末,味咸,弱吸湿性,易溶于水,水溶液易水解游离出氨。

(一)参考区间

健康成人:2.9~8.2mmol/L。

(二)临床应用

血液尿素浓度受多种因素的影响,分生理性因素和病理性因素两个方面。

1.生理性因素

高蛋白饮食引起血清尿素浓度和尿液中排出量显著升高,血清尿素浓度男性比女性一般高0.3~0.5mmol/L,随着年龄的增长有增高的倾向。成人的日间生理变动平均为0.63mmol/L。妊娠妇女由于血容量增加,尿素浓度比非孕妇低。

2.病理性因素

有肾脏因素和非肾脏因素。血液尿素增加的原因可分为肾前、肾性及肾后三个方面。

(1)增高:①生理性升高:高蛋白饮食。②肾前因素或全身性疾病:如急性大出血造成低血压和休克、脱水症(呕吐、幽门梗阻、长期腹泻)等,或循环功能衰竭引起尿量显著减少,甚至尿闭症,使血液中尿素升高;严重的急性传染病累及肾功能、大面积烧伤、大手术后及甲状腺功能亢进等,因蛋白分解代谢过甚,也可使BUN升高。③肾脏疾病:如急性肾小球肾炎、肾功能衰竭、慢性肾盂肾炎、中毒性肾炎、肾动脉硬化症及肾结核晚期等。④肾后因素:如尿路结石、前列腺肥大、尿道狭窄、膀胱肿瘤等使尿路梗阻,因尿液排出障碍而使BUN上升。

(2)降低:①生理性降低:妊娠。②病理性降低:见于重症肝炎、中毒性肝炎、肝硬化等。

二、肌酐(Cr)

肌酸的代谢产物。肌酸在磷酸激酶作用下,形成带有高能键的磷酸肌酸,为肌肉收缩时的能量来源和储备形式,磷酸肌酸放出能量再经脱水变为肌酐,由肾排出。成人体内含肌酐约100g,其中98%存在于肌内,每天约更新2%。

1.参考区间

健康成人:男性62~115μmol/L,女性53~97μmol/L;儿童:27~62μmol/L。

2.临床应用

通常情况下人体内形成的肌酐量是恒定的,肌酐在体内不能重复利用,并主要通过肾小

球滤过后随尿排出,因此血液循环中的肌酐含量完全依赖于肾的排泄速度。测定肌酐主要用来评价肾功能状态。肌酐经肾小球滤过后不被肾小管重吸收,通过肾小管排泄。在肾脏疾病初期,血清肌酐值通常不升高,直至肾脏实质性损害,血清肌酐值才增高。在正常肾脏血流量的条件下,肌酐值如升高至 176~253μmol/L,提示为中度至严重的肾损害。所以,血肌酐测定对晚期肾脏病的临床意义比较大。

(1)增高:①严重肾功能损害或尿液排泄障碍,如急慢性肾炎、肾功能衰竭、尿潴留、尿毒症等。②流行性出血热少尿期。③其他,如巨人症、肢端肥大症、水杨酸盐治疗、Ⅱ-Ⅲ度充血性心力衰竭等。

(2)降低:常见于肌肉量减少(如营养不良、高龄者)、白血病、多尿等。

三、内生肌酐清除率(Ccr)

所谓内生肌酐清除率是指肾脏在单位时间内能将多少毫升血浆中的内生肌酐清除出去。无肌酐饮食 3d 后,人体内的外源性肌酐均已排出,这时血浆中的肌酐为体内肌酸代谢产生的内源性肌酐,称内生肌酐。内生肌酐产生的速度及其从肾脏排泄的速度均相当稳定,故其血浆浓度亦相当稳定。由于肌酐分子量小,绝大部分可经肾小球滤过,且不被肾小管重吸收,仅有少量被近端肾小管排泄,故其清除率基本上能反映肾小球滤过率。

1.参考区间

健康成人肌酐清除值:男性 105±20ml/min;女性 95±20ml/min。

老年人随年龄增长,有自然下降趋势。服用西咪替丁、甲苯嘧啶以及长期限制剧烈运动均会使 Ccr 下降。

2.临床应用

主要用于评价肾小球滤过功能。

(1)当患者 Ccr 低于 80ml/min 时,表示肾功能有损伤。

(2)当患者 Ccr 低于 50~80ml/min 时,表示肾功能不全代偿期。

(3)当患者 Ccr 低于 25ml/min 时,表示肾功能衰竭期。

(4)当患者 Ccr 低于 10ml/min 时,为尿毒症终末期。

四、尿酸(UA)

尿酸(UA)是嘌呤代谢的终产物。为三氧基嘌呤,其醇式呈弱酸性。各种嘌呤氧化后生成的尿酸随尿排出。因溶解度较小,体内过多时可形成尿路结石或痛风。嘌呤的合成与分解处于相对平衡状态,所以尿酸的生成与排泄也较恒定。

1.参考区间

尿酸酶法,健康成人:男性 208~428mmol/L;女性 155~357mmol/L。儿童:120~320mmol/L。

2.临床应用

(1)增高:常见于痛风、子痫、慢性白血病、真性红细胞增多症、多发性骨髓瘤、急慢性肾小球肾炎、重症肝病、铅及氯仿中毒等。

(2)降低:常见于恶性贫血、乳糜泻及肾上腺皮质激素等药物治疗后。

五、胱抑素 C(cysc)

胱抑素 C(Cys C)是半胱氨酸蛋白酶抑制剂的一种,反映肾小球滤过率的优良内源性标志物.此外,胱抑素 C 在预测心血管疾病、糖尿病肾病及先兆子痫方面也具有独特的优势.

1. 参考区间

健康成人:0.59~1.03mg/L。

2. 临床应用

(1)不受年龄、身高、体重、性别的影响,是一种理想的反映肾小球滤过率的标志物。

(2)监测肾小球滤过率不用考虑炎症、药物及饮食影响,比内生肌酐清除率更准确、直接。

(3)其他同内生肌酐清除率。

六、尿微量白蛋白(mAlb)

尿微量白蛋白是指尿液中白蛋白含量超过正常范围,而常规检验方法不能检出这种变化.尿微量白蛋白是肾脏异常渗漏的蛋白质,它的出现是反映早期肾脏损伤的敏感指标,也是全身血管内皮细胞受损的标志,对肾脏病、糖尿病、高血压病、心脑血管疾病的发生及危重症患者的预后具有重要的预测价值.

1. 参考区间

健康成人:24h 尿<30mg;定时尿<20μg/min;随意尿<30μg/mg 肌酐。

2. 临床应用

白蛋白是重要的血浆蛋白质之一,在正常情况下,白蛋白的分子大,不能越过肾小球基底膜。因此,在健康人尿液中仅含有很低浓度的白蛋白。疾病时,肾小球基底膜受到损害致使通透性改变,此时白蛋白可进入尿液中,尿液白蛋白浓度持续升高,出现微量白蛋白尿。

尿液白蛋白测定对早期发现肾脏功能改变及随后的治疗监控,其特异性和敏感度均比总蛋白高。高血压、糖尿病及系统性红斑狼疮等常伴有肾脏病变的缓慢进行性恶化,尿液白蛋白测定可较早发现这些异常。在糖尿病时,尿液白蛋白排泄量增加常伴随有肾小球滤过率增加,它发生于肾病的早期阶段,在肾组织学或结构改变之前即可检出,对预防糖尿病肾病并发症的发生有着重要意义。

尿液中白蛋白排泄量变动很大,一般未定时的尿液标本(随机尿)一次白蛋白排泄量增高,可能并无意义;如连续 2~3 次增高均超过参考区间,方有诊断价值。某些进展缓慢的疾病,观察一段时期内尿液白蛋白排泄的改变,比一次测定结果更为重要。

病理性增高:见于糖尿病肾病、高血压、妊娠子痫前期,是肾损伤的早期敏感指标。

七、尿 NAG 酶(NAG)

尿 NAG 酶是一种溶酶体酶。此酶在肾小管和泌尿道上皮细胞内含量丰富,正常情况下不能由肾小球滤过;肾脏患病时,其在尿中排出量增加,可以此作为肾损伤的标志。因休克引起的急性肾衰,尿 NAG 酶增高极为明显,可高达正常值的 1 200 倍。在肾移植术后发生的排异反应中,该酶在一般肾功能检查确诊为排异反应前 3 周即可出现。

1. 参考区间

健康成人:10.3~10.9U/L。

2. 临床应用

(1)来源于肾小管上皮细胞,肾脏损害升高,早于肾功能的改变。

(2)对药物毒性反应强烈,用药后升高,提示有肾脏损害。

(3)尿中浓度升高反映肾病综合征、肾小球肾炎、高血压肾病等的发生发展。

(4)肾移植后,排异反应的敏感可靠指标。

八、β_2-微球蛋白(β_2-MG)

β_2-微球蛋白是由一条肽链组成的小分子蛋白质。以往研究证实,血清 β2-微球蛋白是一种反映早期肾功能损伤的生物标志物,而肾功能损伤与缺血性卒中之间关系密切。近年来的研究显示,缺血性卒中患者血清 β_2-微球蛋白水平明显增高,可作为缺血性卒中风险的生物标志物。

1.参考区间

健康成人:随意尿<0.2μg/ml;血 1.3~2.7μg/ml。

2.临床应用

恶性淋巴瘤、慢性淋巴细胞性白血病、非霍奇金淋巴瘤与多发性骨髓瘤等患者血液中 β_2-MG 显著升高,并与病情的进展高度相关。尿毒症与肾病综合征患者血液与尿液中 β_2-MG 也显著升高。急性肾功能衰竭时血液中 β_2-MG 升高显著,而尿液中 β_2-MG 无较大变化。糖尿病患者无论尿蛋白阳性或阴性,尿液中 β_2-MG 均显著升高。肾移植后如发生巨细胞病毒感染,其尿液中的 β_2-MG 显著增加,并早于巨细胞病毒直接早期抗原检测。肾移植后如发生早期移植排斥反应,血液中 β_2-MG 的显著升高可早于临床诊断移植排斥反应 2~7d。

(1)近端肾小管损伤,尿液中 β_2-MG 升高。

(2)肾小球虑过功能下降,血液中 β_2-MG 升高

(3)恶性肿瘤和各种炎症时血液及尿液中 β_2-MG 均升高。

九、尿蛋白电泳

尿蛋白电泳又称尿蛋白 SDS 盘状电泳,是用十二烷基磺酸钠-聚丙烯酰胺凝胶区分尿液中不同相对分子质量蛋白质的方法。在聚丙烯酰胺凝胶柱中各种蛋白质组分都向正极移动,按其相对分子质量的大小顺序彼此分离,相对分子质量越大,泳动越慢,反之越快。尿蛋白定性实验阳性的尿液进行 SDS 盘状电泳,并与已知相对分子质量的标准蛋白质一起电泳,通过对照比较,可以判断蛋白尿组分的性质与相对分子质量范围,可以进行蛋白尿选择性和非选择性分析。

1.参考区间

正常尿蛋白电泳结果显示,只有微量成分的白蛋白,有时可有极微量的转铁蛋白或免疫球蛋白。

2.临床应用

(1)生理性蛋白尿:尿蛋白含量是很低的,通常低于 120mg/24h,男女之间无明显差异。主要是白蛋白,有时可有极微量的转铁蛋白或免疫球蛋白,当尿蛋白>120mg/L 时,应考虑为病理性蛋白尿。对阳性的尿蛋白(>120mg/24h)应注意随访。

(2)肾小球型蛋白尿:其蛋白特征为分子量>65~70kD(如白蛋白、转铁蛋白和 IgG),电泳条带显示位置在样本加样点与白蛋白部分之间,白蛋白是其主要成分。

(3)肾小管型蛋白尿:其蛋白特征为分子量<65~70kD,电泳条带位于白蛋白和凝胶片阳极端之间。如 α_1-微球蛋白,游离轻链单体,β_2-微球蛋白,视黄醇结合蛋白(RBP),溶菌酶,单

纯性肾小管型蛋白尿中白蛋白只占少部分。

(4)混合型蛋白尿:其蛋白特征为肾小管及肾小球的蛋白同时并存。

通过此方法我们可以很容易地对肾脏疾病做出早期诊断、鉴别诊断及分型,治疗效果的观察、肾活检(属创伤性诊断)前的筛查,甚至代替肾活检。

第二节 风湿及自身抗体疾病检验指标的临床应用

一、类风湿因子(RF)

类风湿因子(RF)是抗变性 IgG 分子的 Fc 片段的自身抗体,按免疫球蛋白类型可分为 IgM-RF、IgG-RF、IgA-RF、IgE-RF 等。RF 不仅与变性的 Ig 分子反应,也可同自身 IgG 或异体 IgG 分子反应,并且与其他抗原和核蛋白发生交叉反应,RF 在外周淋巴结、关节滑膜、扁桃体淋巴滤泡和骨髓等处产生。持续高滴度的 RF 常提示 RA 活动,且骨侵蚀发生率高。

(一)参考区间

定性:阴性;定量:RF<20U/ml(速率散射比浊法)。

(二)临床应用

1.约 90%类风湿性关节炎(RA)患者 RF 呈阳性

RF 的滴度与患者的临床表现呈正相关,即随症状加重而效价升高。某些自身免疫性疾病,如冷球蛋白血症、进行性全身性硬化症、干燥综合征、自身免疫性溶血、系统性红斑狼疮等患者也有较高的阳性率。一些其他疾病如血管炎、肝病、慢性感染(如传染性单核细胞增多症、感染性心内膜炎等)也可出现 RF。RF 有 IgM、IgG、IgA、IgE、IgD 5 种类型。

(1)IgM 型 RF:IgM 型被认为是 RF 的主要类型,也是临床免疫检验中常规方法所测定的类型。在 RA 患者血清中 IgM 型 RF 效价>80IU/mL 并伴有严重关节功能障碍时,通常提示患者预后不良。

(2)IgG 型 RF:在 RA 患者血清或滑膜液中,IgG 型 RF 的出现与患者的滑膜炎、血管炎和关节的症状密切相关,此类 RF 常伴随高滴度的 IgM 型 RF 在同一 RA 患者血清或滑膜液中出现。健康人及非 RA 患者很难检测出 IgG 型 RF。IgG 型 RF 在关节软骨表面的沉积可激活补体引起关节的炎性损伤。

(3)IgA 型 RF:约有 10%的 RA 患者血清或滑膜液中可检出 IgA 型 RF,IgA 型 RF 是 RA 临床活动的一项指标,与患者关节炎症状的严重程度以及骨质破坏有显著的相关性。

(4)IgE 型 RF:在关节液、胸水中高于同一病人的血清水平。

(5)IgD 型 RF:IgD 型 RF 研究甚少。

2.老年人 RF 可轻度增高。

二、抗核抗体(ANA)

抗核抗体(ANA)是一种抗细胞核的自身抗体。发现在全身性红斑狼疮(SLE)患者血清中。主要为抗 DNA 抗体,此外还有抗核蛋白(DNP)抗体、抗核仁(RNA)抗体和抗可溶性核抗原抗体等,在体内 ANA 除分裂期细胞外对活细胞的核没有破坏作用;在体外(也可在体内)和已破坏的细胞核结合形成免疫复合物,呈碱性淡染的均质体,称为 LE 小体(LE body),在补体作用下,可被多形核白细胞所吞噬。形成 LE 细胞,检测此种细胞可以作为诊断 SLE 的依据,此外还可以在已制备的抗原片上,用间接免疫荧光等方法检测抗 DNA 抗体,可作为 SLE 诊断的指标之一。

1.参考区间

ANA 定性:阴性(间接免疫荧光法)。

2.临床应用

(1)ANA 在大多数自身免疫性疾病中均可呈阳性,最多见于未治疗的系统性红斑狼疮(SLE),阳性率达 80%~100%;活动性 SLE 几乎 100%阳性,经皮质激素治疗后,阳性率可降低,也可见于药物引起的狼疮、重叠综合征、类风湿性关节炎(RA)、混合性结缔组织病(MCTD)、干燥综合征(SS)、多发性肌炎(PM)、皮肌炎(DM)、进行性系统性硬化(PSS)、自身免疫性肝炎、桥本甲状腺炎等。ANA 检测灵敏度高,但特异性不强,很多自身免疫性疾病以及健康人(特别是老年人)均可出现一定的阳性率,目前多用做过筛试验。抗核抗体滴度与自身免疫性疾病的临床活动性无相关关系。

(2)荧光核型:细胞核荧光有 4 种核型。①均质型:高滴度均质型主要见于 SLE 患者,低滴度均质型可见于 RA、慢性肝脏疾病、传染性单核细胞增多症或药物诱发的狼疮患者。②斑点型:高滴度斑点型常见于 MCTD,同时也见于 SLE、硬皮病、SS 等自身免疫性疾病。③核膜型:又称周边型,高滴度周边型几乎仅见于 SLE,特别是活动期 SLE,其他自身免疫疾病很少见周边型,因此周边型对 SLE 的诊断价值极大,且提示病情活动。④核仁型:核仁型在硬皮病中出现率最高,尤其是高滴度核仁型对诊断硬皮病具有一定特异性,但核仁型也见于雷诺现象者,偶尔也出现于 SLE。

三、抗双链 DNA 抗体(DS-DNA)

抗双链 DNA 抗体是系统性红斑狼疮的标志性抗体,其出现对系统性红斑狼疮的诊断有特异性。但随着自身抗体检测的普及和检测水平的不断提高,在其他自身免疫性疾病中也可检出抗双链 DNA 抗体。

1.参考区间

DS-DNA:阴性(间接免疫荧光法)。

2.临床应用

(1)明确诊断:抗 DS-DNA 抗体是参与 SLE 发病的主要抗体,是 SLE 特异性抗体。虽然此抗体偶尔也可以在其他结缔组织病人中出现,但主要还是出现在 SLE 病人体内,在活动期的 SLE 病人血液中阳性率可达 90%以上。DS-DNA 抗体阳性见于活动期系统性红斑狼疮(SLE),特别是肾炎活动期(狼疮性肾炎),阳性率为 70%~90%。DS-DNA 抗体的检测对于 SLE 的诊断和治疗监控极为重要,是 SLE 诊断标准之一。

(2)监测病情:血液中抗 DS-DNA 抗体滴度的增加和降低直接与 SLE 病人的活动程度相关联,病情加重时抗体滴度增高,病情缓解时抗体滴度降低或者转阴,因此,可以帮助临床医生判断病情变化,对疾病的治疗有指导作用。

(3)提示肾脏病变:抗 DS-DNA 抗体阳性者往往合并肾脏损害,即狼疮肾炎,而抗 DS-DNA 抗体阴性者,则提示肾脏损害较轻。

四、抗 Sm 抗体

抗 Sm 抗体是抗 ENA 抗体的一种,是一种酸性糖蛋白,对 DNA、RNA、胰酶均耐受,加热至 56℃60 分钟其抗原性不变。一种仅见于系统性红斑狼疮患者的自身抗体,其出现对该病的确定有特异性,但仅在不到 1/2 的 SLE 患者可检测出该抗体。

(1)参考区间:抗 Sm 抗体:阴性。

(2)临床应用:抗 Sm 抗体为 SLE 所特有的标志性抗体,特异度达 95%,但灵敏度较低,一般为 20%~40%。相对抗 DS-DNA 抗体而言,抗 Sm 抗体水平不与 SLE 疾病的活动性相关,亦不与 SLE 的任何临床表现相关,治疗后的 SLE 患者也可存在抗 Sm 抗体阳性。抗 Sm 抗体的检测对早期、不典型的 SLE 或治疗后的回顾性诊断具有很大帮助。

五、抗核糖核蛋白抗体(抗-RNP)

抗核糖核蛋白抗体是由核糖核蛋白(RNP)中提取核抗原(ENA)组成之一,属于小核糖核蛋白(snRNP)家族。RNP 抗原由多种蛋白组成,但通常所说的抗 RNP 抗体能沉淀其中的 U1 部分,故又称为抗 UIRNP 抗体常用检测抗 RNP 的方法有对流免疫电泳法(CIE)、免疫印迹法(IBT)和酶联免疫吸附试验(ELISA)等。

(1)参考区间:抗-RNP 阴性。

(2)临床应用:抗-RNP 抗体阳性主要与混合性结缔组织病(MCTD)相关,阳性率达 95%,是诊断该病的特征性指标之一。该抗体在 30%~40% 的 SLE 病人中也可检测到,并常与抗 Sm 抗体相伴出现。

抗-RNP 抗体特异性不高,在其他自身免疫性疾病中也有不同程度的阳性率,如干燥综合征(SS)为 20%、进行性系统性硬化(PSS)为 10%~15%、多发性肌炎(PM)/皮肌炎(DM)为 10%,偶尔也可见于 RA 和药物诱发的狼疮,但滴度均较 MCTD 患者低。

六、抗 SS-A/Ro 抗体

抗 SS-A 抗体是抗 ENA 抗体的一种,SS 为干燥综合征的缩写,A 为抗原序列号。此抗体以最先查到此抗体患者名字命名时,又称抗 Ro 抗体。SS-A 抗原是胞浆 RNA 与蛋白质的复合物,可从人脾浸出液中提取,也可由人双倍体 B 淋巴细胞株,如 Wil-2 细胞,Raji 细胞及其他动物内脏中提取。该抗体多见于干燥综合征患者。原发性干燥综合征患者血清抗 SS-A 抗体阳性率为 70~80%,合并 SLE 者为 30~50%,合并类风湿关节炎者为 20~30%。单纯 SLE 其阳性率为 8~10%,其他结缔组织病则为阴性。检出此抗体应考虑干燥综合征和/或 SLE 的可能。鼠肝中 SS-A 抗原含量较低,以此为底物测定抗 SS-A 抗体时呈阴性,改为 HEP-2 或 KB 细胞则呈阳性。狼疮肾炎患者肾脏洗脱液可检出 SS-A 抗原抗体复合物,抗 SS-A 抗体阳性的 SLE 患者其皮疹和光过敏的发病率较高,其新生儿出现先天性心传导阻滞亦多。用人脾浸出液作 SS-A 抗原,以对流免疫电泳法初筛,将阳性血清参照阳性血清进行免疫双扩散试验,可作判定。

(1)参考区间:抗 SS-A/Ro 抗体:阴性。

(2)临床应用:SS-A 抗体与各类自身免疫病相关,常见于干燥综合征病人(40%~80%),也见于系统性红斑狼疮(30%~40%)、原发性胆汁性肝硬化(20%)、类风湿性关节炎(3%~10%),偶见于慢性活动性肝炎。此外,100%新生儿红斑狼疮出现 SS-A 抗体,经胎盘传给胎儿,引起炎症反应,其也可导致新生儿先天性心脏传导阻滞。

七、抗 SS-B/La 抗体

抗 SS-B 抗体是抗 ENA 抗体的一种,SS 为干燥综合征的缩写,B 为抗原序列号,又称抗 La 抗体或抗 Ha 抗体。SS-B 抗原不耐热,对 DNA 酶和 RNA 酶耐受,对胰酶敏感,属 SnRNP,为含有 La R-NA 及 50 000 道尔顿蛋白质的复合物。

(1)参考区间:抗 SS-B 抗体:阴性。

(2)临床应用:抗 SS-B 抗体见于干燥综合征(40%~80%)和系统性红斑狼疮(10%~20%)患者中,干燥综合征患者常同时出现 SS-A 抗体和 SS-B 抗体。SS-B 抗体的特异性高于 SS-A 抗体,这两个抗体的同时检测可提高对 SS 的诊断率。

八、抗 Scl-70 抗体

抗 Scl-70 抗体又称 DNA 拓扑异构酶-1 抗体。此抗体所针对的抗原是一种在 SDS 凝胶电泳中移动的分子量为 70kD 的蛋白,因而得名 Scl-70,这种细胞抗原来源于 DNA 拓扑异构酶-1,分子量为 100kD 的这种天然蛋白所降解后的多肽之一便是 70kD 的抗原反应片段。是一种碱性核蛋白。免疫双扩散分析,25%~70%的系统性硬化症(SS)患者血清中检出了这种自身抗体,更多的见于重型弥漫型硬皮病患者,阳性率 20%~40%,有较高的特异性,是 SSc 的标记,阳性患者肺间质纤维化及指端骨质吸收比较多见,而在 CREST 综合征中的阳性率只有 10%左右。

(1)参考区间:抗 Scl-70 抗体:阴性。

(2)临床应用:抗 Scl-70 抗体特异性地出现于 25%~75%的进行性系统性硬化症(弥散性)患者中,并提示着预后不良,病人易出现早期严重的器官损害,如肾功能衰竭、间质性肺炎、肢端脂溶解及小肠病变,但不出现于局限性硬皮病中。

九、抗合成酶抗体(抗 Jo-1)

抗合成酶抗体是抗转运 RNA 合成酶的抗体,其抗原性质为组氨酸 tRNA 合成酶,蛋白成分为 55kD/60kD。JO-1 抗体在多发性肌炎(PM)中的阳性率为 25%,皮肌炎<10%,在其他疾病及健康人中均未发现,因此在肌炎的诊断中特异性高,但敏感性差,它与 PM-1 抗体不一定同时出现,也不随肌炎的活动性而改变。

(1)参考区间:抗 Jo-1:阴性。

(2)临床应用:抗 Jo-1 抗体对多发性肌炎、皮肌炎和肺间质纤维化有高度特异性,Jo-1 抗体于多肌炎的发生率为 25%~35%。抗 Jo-1 抗体常与肺间质纤维化相关。

十、抗中性粒细胞胞浆抗体(ANCA)

抗中性粒细胞胞浆抗体以人中性粒细胞胞浆成分为靶抗原的自身抗体。已确认的靶抗原包括:人类嗜中性蛋白酶 3(PR-3)、髓性过氧化物酶(MPO)、人白细胞弹性蛋白酶(HCE)、乳铁蛋白(LF)、组织蛋白酶 G(CG)、溶菌酶(lysozyme)等。ANCA 是系统性坏死性血管炎的血清标记抗体,最常见于韦格内纳肉芽肿(WG)、镜下多动脉炎(MPA)及坏死性新月体性肾小球肾炎(NCGN)。对血管炎的诊断和鉴别诊断、分类和疗效观察均具有重要意义。检测方法:ANCA 过筛试验最常用间接免疫荧光法,ANCA 特异性靶抗原相应抗体检测常用酶联免疫吸附试验。

(1)参考区间:ANCA 定性:阴性。

(2)临床应用:血管炎指以血管壁(主要是动脉)发炎和坏死为基本病理所引起的一组疾病。现已认识到 ANCA 是一种与临床多种小血管炎性疾病密切相关的自身抗体,是诊断血管炎的一种特异性指标。对血管炎的诊断、分类、疗效观察、病情活动、复发和预后具有重要意义。采用间接免疫荧光法,可将 ANCA 分为胞浆型(cANCA)、核周型(pANCA)和不典型(xANCA)。

十一、抗蛋白酶 3 抗体或抗 PR3 抗体(cANCA)

蛋白酶 3(PR3)是抗中性粒细胞胞浆抗体(ANCA)的主要靶抗原之一,与 ANCA 结合形成 ANCA 的胞浆型抗体-抗蛋白酶 3 抗体,而 ANCA 是针对中性粒细胞和单核细胞胞浆蛋白的自身抗体。抗蛋白酶 3 抗体是活动性肉芽肿性血管炎(GPA)及微动脉炎的特异和敏感的标志抗体,与肉芽肿性血管炎的诊断和疾病活动密切相关。

(1)参考区间:cANCA 定性:阴性。

(2)临床应用:cANCA 主要见于韦格纳肉芽肿(WG),活动性 WG 患者在病变尚未影响到呼吸系统时 cANCA 灵敏度是 65%,当病人已出现呼吸系统、肾脏损害时其灵敏度达 90%以上。少数尚未治疗的活动性 WG 患者 cANCA 阴性,但随着病情的发展,cANCA 终将转为阳性。非活动性 WG 仍有 40%cANCA 阳性。其他出现 cANCA 的疾病还有坏死性血管炎、微小多动脉炎、结节性多发性动脉炎等。

十二、抗髓过氧化物酶抗体或抗 MPO 抗体(pANCA)

抗髓过氧化物酶抗体(MPO)属于抗中性粒细胞胞浆抗体(ANCA)的一种,针对中性粒细胞和单核粒细胞的细胞浆成分。目前临床检测方法有酶联免疫吸附法(ELISA)、间接免疫荧光法,其中间接免疫荧光法是一种初筛方法。ANCA 是鉴别诊断自身免疫性血管炎的重要标记物,而抗 MPO 抗体则与血管炎相关,可见于多种疾病中。

(1)参考区间:pANCA 定性:阴性。

(2)临床应用:快速进行性血管炎性肾炎、多动脉炎、Churg-Strauss 综合征和自身免疫性肝炎中 pANCA 的阳性率较高,达 70%~80%。pANCA 主要与多发性微动脉炎相关,在 WG 患者中少见。pANCA 的效价与疾病的活动性相关,pANCA 还见于风湿性和胶原性血管炎、肾小球肾炎、溃疡性结肠炎、原发性胆汁性肝硬化等。在溃疡性结肠炎、克罗恩病和原发性硬化性胆管炎患者中,可见非典型 ANCA。

十三、抗心磷脂抗体(ACA)

抗磷脂抗体(APA)是一种容易引起高凝状态和许多临床表现的自身抗体,分为狼疮抗凝集物(LAC)和抗心磷脂抗体(ACA)。常见于系统性红斑狼疮及其他自身免疫性疾病。许多因素与 ACA 产生密切相关,

(1)参考区间:ACA 定性:阴性。

(2)临床应用:ACA 与自身免疫性疾病和抗心磷脂综合征的关系较为密切,常见于系统性红斑狼疮、类风湿性关节炎、干燥综合征等风湿病患者,反复自然流产患者、抗磷脂综合征(包括血栓形成、自发性流产、血小板减少和 CNS 病变)患者以及肿瘤、感染(AIDS、麻风、疟疾等)、血小板减少症、脑卒中、心肌梗死等患者。

在风湿病中,以 IgG 型 ACA 为主,在系统性红斑狼疮患者中枢神经系统血栓形成与阳性 ACA 显著相关。在肿瘤、感染及药物副作用等情况下,以 IgM 型 ACA 为主。在脑血栓患者中,IgG 型 ACA 阳性率最高并与临床密切相关。约 70%未经治疗的 ACA 阳性患者可发生自发性流产和宫内死胎,尤其是 IgM 型 ACA 可作为自发性流产的前瞻性指标。ACA 阳性者,血小板减少发生率均明显高于阴性者,以 IgG 型抗体多见,并与血小板减少程度有关。

十四、抗乙酰胆碱受体抗体(抗 AchR)

乙酰胆碱受体(AChR)是神经肌肉接头(NMJ)处的神经递质,重症肌无力(MG)作为神经肌肉接头处的自身免疫病,已被临床研究及其实验动物模型所证实,而且,已经证实 MG 是乙酰胆碱受体抗体(AChR-Ab)介导的自身免疫病,因此该抗体的检测也已成为 MG 临床诊断的重要手段。

(1)参考区间:抗 AchR 定性:阴性。

(2)临床应用:抗 AchR 抗体是重症肌无力患者的标志性自身抗体,约 90%重症肌无力的患者为阳性,且特异性和敏感性较高;仅有眼肌症状者,抗体滴度较低;约 1/3 胸腺瘤患者可检测出该抗体;可用来监测该病的疗效。

肌萎缩侧索硬化症患者用蛇毒治疗后可出现假阳性。

十五、抗线粒体抗体(AMA)

抗线粒体抗体(AMA)属非器官/组织特异性自身抗体。AMA 的靶抗原是真核细胞线粒体膜上的多种蛋白,现知有 M-1~M-10 共 10 种成分。M-1 为线粒体外膜的心磷脂;M-2 本质是线粒体内膜上的丙酮酸脱氢酶复合体,包括丙酮酸脱氢酶复合物 E2 亚单位、E1 亚单位、X 蛋白、支链 α-丙酮酸脱氢酶 E2 亚单位和酮戊二酸脱氢酶复合物 E2 亚单位。M-3 位于线粒体外膜,本质尚不清楚;M-4 为亚硫酸盐氧化酶;M-5 是一种相对分子量为 65 000 的蛋白质,可能是心磷脂复合物;M-6、M-8 均位于线粒体外膜,性质尚不明确;M-7 为一种心肌特异的肌氨酸脱氢酶;M-9 是一种糖原磷酸化酶。在 PBC 患者血清中可检出 4 种不同类型的 AMA,即 M_2、M_4、M_8 和 M_9,其中 M_2 是 PBC 患者血清中 AMA 的主要靶抗原。

(1)参考区间:AMA 定性:阴性(主要用间接免疫荧光法、ELISA 法和斑点免疫法等方法)。

(2)临床应用:许多肝脏疾病时可检出 AMA。原发性胆汁性肝硬化(PBC),AMA 阳性率可达 90%以上,且抗体效价甚高。慢性活动性肝炎及药物引起的自身免疫病患者的 AMA 也可呈阳性。胆总管阻塞性肝硬化、肝外胆管阻塞和继发性胆汁性肝硬化患者中的 AMA 皆为阴性。据此,抗线粒体抗体的检查可作为原发性胆汁性肝硬化和肝外胆道阻塞性肝硬化症的鉴别诊断。

十六、抗肌动蛋白抗体(AAA)

抗肌动蛋白抗体(AAA)属非器官/组织特异性自身抗体。当抗肌动蛋白抗体单独存在时,有时在细胞浆中可观察到无数束状纤维性结构,有时伸展到细胞核。肝组织片可见围绕肝细胞的胆小管有荧光。

(1)参考区间:AAA 定性:阴性(主要用间接免疫荧光法)。

(2)临床应用:抗肌动蛋白抗体见于各种慢性肝脏疾病,如慢性活动性肝炎、肝硬化、原发性胆汁性肝硬化、Ⅰ型自身免疫性肝炎,也见于重症肌无力、克罗恩病、长期血液透析等。Ⅰ型自身免疫性肝炎 60%~90%有 IgG 型抗肌动蛋白抗体,且效价高。

十七、抗肾小球基底膜抗体(抗 GBM)

抗肾小球基底膜抗体(抗 GBM)与肾小球基底膜结合的自身抗体。也可与肺泡毛细血管基底膜结合。多出现在肺肾共同受累的 Goodpasture 综合征。由于感染与人类肾小球基底膜有共同抗原性的 A 组 12 型溶血性链球菌而产生交叉抗体。用免疫荧光检查,在肾小球和肺泡毛细血管基底膜上有免疫复合物沉积,呈线状荧光,属 IgG,结合补体 C3。急进性肾小球肾炎的肾小球基底膜也多呈线状荧光。

(1)参考区间:抗 GBM 定性:阴性。

(2)临床应用:抗 GBM 抗体是抗基底膜抗体型肾小球肾炎特异性抗体,包括 Good-Pasture 综合征、急进型肾小球肾炎及免疫复合物型肾小球肾炎。抗 GBM 抗体还见于药物诱导的间质性肾炎,抗 GBM 抗体阳性的患者约 50%病变局限于肾脏,另 50%有肾脏和肺部病变,仅有肺部病变者非常少见。肺泡基底膜与肾小球基底膜化学成分相似,两者具有交叉抗原性。

十八、抗胃壁细胞抗体(PCA)

一种能与胃壁细胞胞浆中微粒体反应的自身抗体。PCA 有器官特异性,但无种属特异性。在血清中以 IgG 类为主,也有 IgA 和 IgM 类,胃液中以 IgA 类为主。PCA 可在多种疾病中检出,恶性贫血病人的阳性率高达 80%以上。在胃溃疡、萎缩性胃炎、胃癌、缺铁性贫血、干燥综合征及甲状腺疾患等均有不同程度的阳性率。检测方法以间接免疫荧光抗体法为主,可用大鼠胃冷冻切片作抗原底物片,检测时胃壁细胞胞浆呈现特异荧光者为 PCA 阳性。

(1)参考区间:PCA 定性:阴性。

(2)临床应用:PCA 是器官及细胞特异性自身抗体,90%的恶性贫血患者 PCA 为阳性,因此,抗体测定有助于恶性贫血与其他巨细胞性贫血的鉴别诊断。PCA 的阳性率与胃黏膜病变的进展程度相关,但抗体效价与病变进展程度不相关,也不与治疗效果平行。PCA 也见于许多胃黏膜萎缩、某些缺铁性贫血、十二指肠溃疡、甲状腺疾病、原发性艾迪生病和青少年型糖尿病患者。大约 1/3 的甲状腺炎或突眼性甲状腺肿患者有抗胃壁细胞抗体。

十九、抗甲状腺球蛋白抗体(抗 TG 抗体或 TGA)

抗甲状腺球蛋白抗体(抗 TG 抗体或 TGA)一种与分子量大约为 660kD 的可溶性糖蛋白、75%为胶体蛋白的甲状腺球蛋白反应的自身抗体。此抗体有器官特异性而无种属特异性,主要为 IgG 类。ATGA 是自身免疫性甲状腺疾病,特别是桥本甲状腺炎的重要标志抗体,阳性率可达 90%以上。也见于甲状腺功能亢进(Grave 病)、原发性甲状腺机能减低等患者。正常人无此抗体,但在 40 岁以上中年女性,阳性率可达 18%,并认为可能是自身免疫性甲状腺病的早期反应。检测方法有多种,常用放射免疫测定法、酶联免疫吸附法、间接免疫荧光抗体法和间接血凝法等。

(1)参考区间:TGA 定性:阴性。

(2)临床应用:血清 TGA 是诊断甲状腺自身免疫疾病的一个特异性指标。其阳性多见于桥本甲状腺炎(阳性检出率可达 90%~95%)、甲状腺功能亢进,也见于突眼性甲状腺肿、萎缩性或原发性甲状腺功能低下、慢性淋巴细胞性甲状腺炎、重症肌无力、肝病、糖尿病等,较少见于甲状腺肿瘤。

此外,有些健康人,特别是妇女,也可检出 TGA,其阳性率随年龄增长而增高,40 岁以上妇女检出率可达 18%。

二十、抗甲状腺微粒体抗体(TMA 或抗-TPO)

抗甲状腺微粒体抗体(TMA 或抗-TPO)能与甲状腺滤泡上皮细胞胞浆中微粒体反应的自身抗体。靶抗原主要成分是甲状腺过氧化物酶(TPO),分布于甲状腺细胞胞浆内和细胞膜表面。ATMA 主要存在于桥本甲状腺炎、原发性甲状腺功能低下、甲状腺功能亢进,阳性率可达 60%~90%。其他疾病如甲状腺肿瘤、亚急性甲状腺炎、系统性红斑狼疮及其他结缔组织病等,也有不同程度的阳性率。检测方法与抗甲状腺球蛋白抗体相同。

(1)参考区间:TMA 定性:阴性。

(2)临床应用:多见于甲状腺功能亢进、桥本甲状腺炎和原发性甲状腺功能低下患者,也见于甲状腺肿瘤、单纯性甲状腺肿、亚急性甲状腺炎、SLE。健康人也有一定的阳性率。

TGA 及 TMA 联合检测可提高检出阳性率,是作为临床诊断和鉴别诊断自身免疫性甲状腺炎的重要依据。

二十一、抗平滑肌抗体(SMA)

抗平滑肌抗体(SMA)能与平滑肌组织中平滑肌细胞胞浆中肌幼蛋白(actin)反应的自身抗体。为非特异性抗体,临床主要见于自身免疫性(即狼疮样)肝炎、慢性活动性肝炎、原发性胆汁性肝硬化等疾病。恶性肿瘤、病毒感染、干燥综合征、类风湿关节炎的患者也有不同程度的阳性率。SMA 无器官及种属特异性,主要为 IgG 类,也有 IgM 类。检测方法以间接免疫荧光抗体法为主,可用大鼠胃冷冻切片作抗原底物片,按常规间接免疫荧光抗体法检测。

(1)参考区间:SMA 定性:阴性。

(2)临床应用:抗平滑肌抗体主要见于自身免疫性肝炎、原发性胆汁性肝硬化(PBC)、急性病毒性肝炎。F 型肌动蛋白与自身免疫性肝炎、自身免疫性胆汁性肝硬化相关。G 型肌动蛋白与酒精性肝硬化相关。波状蛋白与病毒感染、系统性自身免疫病、类风湿性关节炎等相关。Desmin 可能与心肌炎相关。在药物引起的肝脏损伤、肝硬化、肝癌中,SMA 的检出率、效价均低,无诊断价值。

二十二、抗胰岛细胞抗体(APICA)

抗胰岛细胞抗体(APICA)能与胰腺胰岛细胞胞浆成分反应的自身抗体。ICA 有器官特异性而无种属特异性,主要为 IgG 类。多见于胰岛素依赖性糖尿病患者,尤其少年型糖尿病患者。初发病人检出率达 60%~70%,起病后 3 年检出率约 20%。ICA 常在发病前即可测出,是胰岛 β 细胞损伤标志,有助于胰岛素依赖性糖尿病的早期诊断。还可用于鉴别诊断胰岛素依赖性糖尿病和非依赖性糖尿病,后者阳性率仅为 6.2%。检测方法主要是用间接免疫荧光抗体法,用新鲜人胰腺(通常获自 O 型血型的肾移植供体或死于意外事故正常人)冷冻切片作抗原片,检测时如在胰岛细胞浆内呈现特异弥散性荧光者为 ICA 阳性。

(1)参考区间:APICA 定性:阴性。

(2)临床应用:APICA 在 IDDM 中阳性率最高,可作为 IDDM 早期诊断指标;高效价抗体与胰岛 β 细胞功能破坏有关;APICA 阳性预示家族成员患病的危险性大。健康成人该抗体阳性检出率为 1.8%~4.1%。

二十三、抗肝肾微粒体抗体(LKM)

(1)参考区间:LKM 定性:阴性。

(2)临床应用:LKM 存在多种亚型:LKM-1、LKM-2、LKM-3。LKM-1 见于自身免疫性肝炎,主要是妇女、儿童,见于慢性丙型肝炎。LKM-2 仅见于应用药物替尼酸治疗的患者。LKM-3 与丁型肝炎病变性肝炎相关。

二十四、抗可溶性肝抗原抗体(SLA)

(1)参考区间:SLA 定性:阴性。

(2)临床应用:SLA 对自身免疫性肝炎的诊断和鉴别诊断具有重要价值,大约 25%的自身免疫性肝炎仅该抗体阳性。由于免疫抑制剂对自身免疫性肝炎有较好的治疗效果,故 SLA 的检测可指导正确的临床治疗。

二十五、抗精子抗体(ASA)

精子作为一种异体物质能引起相关雌性产生抗体。同时,经研究发现,精子在男性本身也能引起抗体的产生。抗精子抗体(AsAb)可致不育不孕早已受到医学界的关注,并且得到了证实.大量研究资料表明 10%~30%的不育不孕者血清或精浆中可检到抗精子抗体,抗精子抗体检测已作为不育不孕症的常规检查项目之一。

(1)参考区间:ASA 定性:阴性。

(2)临床应用:通常不育者血清中 ASA 检出率为 10%~30%,尤其是梗阻性无精症病人,ASA 阳性率可高达 60%。ASA 的出现以及滴度升高是造成免疫性不育不孕的根本原因。用激素或中药治疗,使 ASA 转阴后,部分患者可恢复正常生育能力。

二十六、抗心肌抗体(AHMA)

抗心肌抗体(AHA)是由于心肌细胞损伤,细胞内肌球蛋白释放到血液中产生的抗体。克萨奇病毒 B(CBV)能明确定位于心肌细胞内,而且随机分布在心肌内,呈多病灶并向未感染细胞扩展,但从 CBV 诱发的心脏疾病患者中很少能分离出病毒。

(1)参考区间:AHMA 定性:阴性。

(2)临床应用:心肌炎、心肌衰竭、心肌梗死后综合征、风湿热、重症肌无力、亚急性细菌性心内膜炎、心肌病和心脏手术后患者均可测到抗心肌抗体。此外,0.4%的健康人和某些风湿性心脏病患者也可见此抗体。

二十七、抗骨骼肌抗体(ASMA)

抗骨骼肌抗体(ASMA)是重症肌无力、类风湿性关节炎、系统性红斑狼疮、恶性贫血、艾迪生病、胸腺瘤等患者血清中的一种自身抗体,可与骨骼肌发生反应。正常人无该抗体。

(1)参考区间:ASMA 定性:阴性。

(2)临床应用:ASMA 最常见于成年型重症肌无力(MG)患者,阳性检出率为 30%~60%,在少年发病的重症肌无力患者中阳性检出率较低。同时患有 MG 及胸腺瘤的患者其 ASMA 的阳性检出率可高达 80%~90%,而年龄小于 40 岁的单纯 MG 患者,ASMA 的阳性检出率仅为 5%。因此,ASMA 对判断 MG 患者是否并发胸腺瘤具有一定的特异性。ASMA 与抗 AchR 抗体的联合检测对 MG 的诊断及鉴别诊断具有更高的临床价值。

其他疾病如恶性贫血和自身免疫性疾病,如类风湿性关节炎、系统性红斑狼疮、多发性肌炎、皮肌炎也可呈阳性,但阳性率极低。

二十八、抗TSH受体抗体(TR-Ab)

抗TSH受体抗体(TR-Ab)是甲状腺细胞膜TSH受体的自身抗体。这种抗体具有多样性生理功能。

(1)参考区间:抗TSH受体抗体定性:阴性。

(2)临床应用:抗TSH受体抗体与TSH同时检验,对毒性弥漫性甲状腺肿(Graves)病的诊断意义较大。TR-Ab检测可用于观察Graves病患者的治疗效果,患者经抗甲状腺药物治疗后,如TR-Ab持续阳性,预示停药后甲状腺功能亢进容易复发,TR-Ab活性越高,复发就越早。TR-Ab阴性,则提示病情缓解,对于指导临床治疗有重要意义。

二十九、抗肾上腺皮质激素抗体(ALA)

肾上腺皮质能够分泌多种激素,这些激素具有抗炎、免疫抑制,抗毒素、抗休克等作用;除此之外,还具有对代谢、血液和造血系统等的影响。大都在水中不溶,具有脂溶性及电中性、化学性质非常相似等特点,人们对天然肾上腺皮质激素的化学结构进行改造,人工合成了一些具有皮质激素的性质和生理功能、副作用小、疗效好的化合物。此类物质及具有天然肾上腺皮质激素结构的化合物被统称为肾上腺皮质激素类药物。

(1)参考区间:ALA定性:阴性。

(2)临床应用:特发性艾迪生病、特发性甲状腺功能低下、桥本甲状腺炎、慢性肾上腺皮质功能减退阳性率较高。

三十、抗角蛋白抗体(AKA)

抗角蛋白抗体(AKA)在20年前,Young等发现类风湿关节炎患者的血清中含有一种抗大鼠食道上皮角质层的自身抗体。该抗体的靶抗原可能是凝丝蛋白。在哺乳动物的上皮细胞分化中,凝丝蛋白可促进细胞角蛋白微丝的集聚。抗角蛋白抗体阳性的类风湿关节炎血清可与酸性和中性凝丝蛋白起反应,然而,以凝丝蛋白吸附抗角蛋白抗体阳性血清后,并不能完全清除抗角蛋白抗体识别食道角质层抗原,提示抗角蛋白抗体并不等同于凝丝蛋白抗体。

(1)参考区间:AKA定性:阴性。

(2)临床应用:AKA主要见于类风湿性关节炎患者,其阳性率为30%~55%,特异性可达95%~99%。在非类风湿性关节炎的自身免疫病患者中,AKA的阳性检出率极低。AKA与RF在诊断RA时具有显著的相关性。由于AKA的出现常可先于疾病的临床表现,因此,AKA对于早期诊断RA具有重要的临床应用,如与RF联合检测,能进一步提高对RA的诊断及鉴别诊断。AKA是判断RA预后的一个标志性抗体,特别是高滴度AKA的RA患者,常提示疾病较为严重。

应注意的是:AKA的敏感性较低,AKA阴性不能排除RA的诊断,AKA与RF也不是平行出现,AKA阳性者RF可为阴性,而RF阳性且高滴度者,AKA亦可为阴性。

三十一、狼疮抗凝物(LAC)

狼疮抗凝物(LAG)是一类针对带负电荷磷脂或磷脂与蛋白质复合物的自身抗体,其持续阳性预示动静脉血栓以及习惯性流产等不良事件的发生,此外可作为抗凝治疗效果的监测指标。但由于分析前、分析中诸多因素(如样本的准备、筛查试验的检测试剂和方法选择)影响检测结果的准确性和重复性,其临床应用效果不太理想。

(1)参考区间:LAC 定性:阴性。

(2)临床应用:LAC 阳性患者中大部分有自身免疫机制异常。临床上以 SLE 多见,在真性红细胞增多症、特发性血小板减少性紫癜等疾病方面也有报道。

三十二、抗组蛋白抗体(AHA)

抗组蛋白抗体(AHA)是在机体免疫细胞异常情况下对细胞核内组蛋白产生的抗体。抗原组蛋白是碱性蛋白,包括 H1、H2a、H2b、H3 及 H4 共 5 种组分。

(1)参考区间:AHA 定性:阴性。

(2)临床应用:50%~70%的 SLE 及 95%以上的药物诱导性狼疮可出现抗组蛋白抗体,常见的药物有肼苯哒嗪、普鲁卡因酰胺、尼酸及氯丙嗪等。在药物诱导性狼疮中,该抗体可持续很长时间,即使在缓解期。在类风湿性关节炎及原发性胆汁性肝硬化中,抗组蛋白抗体阳性率为 5%~14%。

三十三、抗核点抗体

(1)参考区间:抗核点抗体定性:阴性。

(2)临床应用:见于干燥综合征、进行性系统性硬化症,偶见于系统性红斑狼疮和原发性胆汁性肝硬化病人中,常与抗线粒体抗体同时出现。

三十四、抗原纤维蛋白抗体(又称抗 Scl-34/抗 U3-RNP)

抗原纤维蛋白抗体称抗 Scl-34、又称抗 U3RNP 抗体等,其靶抗原为核仁中的原纤维蛋白,为一种位于核仁密集原纤维丝蛋白结构上的与 U3RNA 结合的 34kD 碱性蛋白,是参与核糖体 RNP 前体成熟过程的核糖核蛋白粒子 U3-snRNP 的组成成分。一般运用酶联免疫吸附法检测血清中抗原纤维蛋白抗体。抗原纤维蛋白抗体属于自身抗体,其在自身免疫病,尤其是系统性硬化症中有重要价值,不仅仅提示疾病诊断,而且常与疾病临床特点、预后等相关。

(1)参考区间:抗 U3-RNP 定性:阴性。

(2)临床应用:抗原纤维蛋白抗体为硬皮病所特异,多见于无关节炎症状,但有骨骼肌和小肠累及的年轻人。

三十五、抗 PM-Scl 抗体(又称 PM-1 抗体)

(1)参考区间:PM-1 抗体定性:阴性。

(2)临床应用:主要见于多发性肌炎/硬皮病重叠综合征(24%),但也存在于单独的多发性肌炎(8%)、硬皮病(2%~5%)中。抗体阳性的硬皮病人出现钙化症及关节炎的频率明显高于抗体阴性者。

三十六、抗着丝点抗体(ACA)

与紧附于细胞染色体着丝点部位 DNA 蛋白结合体反应的抗核抗体。靶抗原分子量分别为 140kD、80kD、17kD。ACA 阳性主要见于硬皮病中的一种良性变异型 CREST 综合征(参见"抗 Scl-70 抗体"),阳性率为 70%~90%,被视为 CREST 的标记抗体。CREST 综合征临床表现主要包括钙盐沉着、雷诺现象、食管功能障碍、指(趾)皮肤硬化和毛细管扩张等。ACA 阳性往往预视患者较少涉及内脏损害,预后较好。检测方法常用间接免疫荧光抗体法(需选用分裂相活跃的人工培养细胞作抗原底物片)和酶联免疫吸附法。

(1)参考区间:ACA 定性:阴性。

(2)临床应用:主要与局限型系统性硬化症(CREST 综合征,即钙化症、雷诺现象、食管运动障碍、硬指症及毛细血管扩张)相关。其他相关疾病有:关节痛、肺部病变特别是青年发病者。弥漫型硬皮病中抗着丝点抗体较少见,而在原发性胆汁性肝硬化中反而常见。

三十七、抗环瓜氨酸抗体(抗-CCP)

(1)参考区间:定性试验:健康人血清抗 CCP 抗体 P/N 值<2.1。定量试验:抗 CCP 抗体<2RU/ml。

(2)临床应用:抗 CCP 不仅是类风湿性关节炎(RA)的早期诊断指标,而且是鉴别侵蚀性、非侵蚀性 RA 的灵敏指标,抗 CCP 阳性者通常出现或易发展成较抗体阴性者更严重的关节骨质破坏。抗 CCP 是 RA 早期诊断的特异性指标,而 RF 可作为疾病损伤严重性的较好的标记物。因此,联合检测抗 CCP 抗体和 RF 对 RA 的诊断及预后有很大的意义。

第三节　体液免疫检验指标的临床应用

一、血清免疫球蛋白 G、A、M(IgG、IgA、IgM)

血清球蛋白的抗体部分称为免疫球蛋白,在抗原刺激下,由 B 淋巴细胞产生,分为 IgG、IgM、IgA、IgD 及 IgE 5 种。现多用单向琼脂环形免疫扩散法测定。血清中异常免疫球蛋白可用醋酸纤维薄膜电泳或聚丙烯酰胺凝胶电泳检测。当出现免疫球蛋白特殊峰时,由峰的位置再结合免疫电泳或双向琼脂扩散法,即可鉴定免疫球蛋白单株或多株及轻链的类型(κ 或 λ)。成人血清免疫球蛋白正常值:IgG 760~1 660mg/dl;IgA 71~335mg/dl;IgM 48~212mg/dl。

(一)参考区间

各年龄组健康人血清中 IgG、IgM、IgA 含量(g/L)(速率散射比浊法),见表 7。

表7　各年龄组健康人血清中 IgG、IgM、IgA 含量

年龄	IgG(g/L)	IgM(g/L)	IgA(g/L)
新生儿	6.6–17.5	0.01–0.06	0.06–0.21
3 个月	2.0–5.5	0.05–0.34	0.17–0.66
6 个月	2.6–6.9	0.08–0.57	0.26–1.00
1 岁	3.6–9.5	0.14–0.91	0.37–1.50
2 岁	4.7–12.3	0.21–1.45	0.41–1.75
4 岁	5.4–13.4	0.30–1.88	0.43–1.93
6 岁	5.9–14.3	0.38–2.22	0.45–2.08
8 岁	6.3–15.0	0.46–2.51	0.47–2.20
12 岁	7.0–15.5	0.58–2.91	0.49–2.40
16 岁	7.2–15.6	0.67–3.14	0.50–2.55
18 岁	7.3–15.5	0.70–3.21	0.51–2.61
成人	7.0–16.0	0.70–3.00	0.40–2.80

(二)临床应用

血清中免疫球蛋白含量与年龄有一定关系,新生儿可由母体获得通过胎盘转移来的

IgG,故血清中含量较高,近于成人水平。婴幼儿由于体液免疫功能尚不成熟,免疫球蛋白含量较成人低。

1.增高常见于各种慢性细菌感染。

(1)多克隆免疫球蛋白增高:血清中各型免疫球蛋白(IgG、IgA、IgM)均增高,常见于:①各种感染,特别是慢性细菌感染,如肺结核、慢性支气管炎时血清IgG可升高,宫内感染时,脐血或新生儿血清中IgM含量可增高;②慢性肝病、肝硬化、淋巴瘤和某些自身免疫性疾病,如系统性红斑狼疮、类风湿性关节炎等,系统性红斑狼疮患者以IgG、IgA升高较多见,类风湿性关节炎以IgM增高为主。

(2)克隆免疫球蛋白增高:某种免疫球蛋白显著增高,而其他种类免疫球蛋白含量降低或正常,主要见于免疫增殖性疾病,如多发性骨髓瘤(多为IgG型、其次为IgA型)、巨球蛋白血症、重链病、轻链病和良性单株丙球血症等。

2.降低有先天性和获得性两类

先天性主要见于体液免疫缺损和联合免疫缺陷病;获得性引起的原因较多,比如有大量蛋白丢失的疾病。

(1)常见于各类先天性体液免疫缺陷病(3种免疫球蛋白全缺或缺1~2种)、获得性体液免疫缺陷病(如剥脱性皮炎、肠淋巴管扩张症、肾病综合征、淋巴网状系统肿瘤、中毒性骨髓疾病等)、联合免疫缺陷病及长期使用免疫抑制剂的病人。

(2)IgA降低常见于反复呼吸道感染患者。

(3)新生儿和婴幼儿由于体液免疫功能尚未成熟,免疫球蛋白的含量较成人低。

二、免疫球蛋白E(IgE)

免疫球蛋白E(IgE),是重链类型为ε的免疫球蛋白,无亚类。IgE的重链也和IgM、IgD一样有CH4,分子量为188.000。IgE在血清中含量仅为0.0 003mg/ml左右,是5种Ig中最少的一种。IgE的生物学功能还不十分清楚。目前仅发现与过敏反应有关,哮喘、荨麻疹、血管性水肿的患者血液中及/或分泌液中IgE含量往往明显高于正常人。

1.参考区间

健康成人:男性31~5 500μg/L或(631±128)U/ml(速率散射比浊法);女性31~2 000μg/L或(337±60)U/ml(速率散射比浊法)。

2.临床应用

(1)增高常见于超敏反应性疾病:①Ⅰ型变态反应性疾病:如过敏性支气管哮喘、特应性皮炎、变应性鼻炎、荨麻疹、湿疹、药物及食物过敏等IgE常升高。②与IgE有关的非过敏性疾病也可升高,如IgE型多发性骨髓瘤、重链病、寄生虫感染、嗜酸性粒细胞增多症等。③慢性肝炎、系统性红斑狼疮、类风湿性关节炎等有时也可见血清IgE升高。

(2)降低:见于先天性或获得性丙种球蛋白缺乏症、恶性肿瘤、长期使用免疫抑制剂和共济失调性毛细血管扩张症等。

三、脑脊液免疫球蛋白G、A、M(CSF IgG、IgA、IgM)

(1)参考区间:速率散射比浊法:IgG 5~61mg/L;IgA 0~15mg/L;IgM 0~19mg/L。

(2)临床应用:CSF中IgM升高可作为中枢神经系统内存在感染的指标;多发性硬化症

及血脑屏障功能发生损害的疾病(如急性脑血管病、脑血栓等),CSF 中 IgG 升高,系统性红斑狼疮(SLE)脑病的 CSF 中 IgG、IgA 正常,IgM 升高。

四、血清 M 蛋白

血清 M 蛋白是一种单克隆 B 细胞增殖产生的具有相同结构和电泳迁移率的免疫球蛋白分子及其分子片段。

1.参考区间:M 蛋白定性:阴性(蛋白电泳法,免疫比浊法或免疫电泳法)。

2.临床应用:血清中检测到异常增多的单克隆免疫球蛋白(M 蛋白),提示单克隆免疫球蛋白增殖病,见于:

(1)多发性骨髓瘤(MM):以 IgG 型最常见,其次为 IgA 型;IgD 和 IgE 型罕见。多发性骨髓瘤中约 50%的患者尿中有本周蛋白(BJP),即免疫球蛋白轻链(κ 或 λ)存在。

(2)巨球蛋白血症:血液中存在大量的单克隆 IgM。

(3)重链病:其 M 蛋白的实质为免疫球蛋白重链的合成异常增多。现已发现有 α 重链病、γ 重链病和 μ 重链病等。

(4)轻链病:出现单克隆游离轻链(κ 或 λ)。

(5)半分子病:由免疫球蛋白一条重链和一条轻链构成的半个 Ig 分子的单克隆蛋白片段异常增生而导致的疾病,现已发现有 IgA 类和 IgG 类半分子病。

(6)恶性淋巴瘤:血液中可发现有 M 蛋白。

(7)良性 M 蛋白血症:是指血清或尿中存在单一免疫球蛋白或其片段,原因不明,长期观察未发现骨髓瘤或巨球蛋白血症证据。老年人中发现良性 M 蛋白血症者较多,应注意与多发性骨髓瘤相鉴别。

五、血清总补体 $CH_{50}(CH_{50})$

总补体活性是根据补体能使免抗羊红细胞抗体(溶血素)致敏的羊红细胞发生溶血,其溶血程度与总补体活性有关,但非直线关系。总补体活性测定主要反映补体(C_1~C_9)经传统途径活化后的活性。血清总补体活性的变化,对某些疾病的诊断和治疗有极其重要的作用。

1.参考区间

CH50:50~100U/ml。

2.临床应用

主要反映补体 9 种成分(C_1~C_9)的综合水平。

(1)CH_{50} 活性增高常见于急性炎症、急性组织损伤、某些恶性肿瘤及妊娠等。

(2)CH_{50} 活性降低常见于各种免疫复合物性疾病,如急性肾小球肾炎、自身免疫性疾病(如 SLE、类风湿性关节炎活动期、自身免疫性溶血性贫血)、亚急性感染性心内膜炎、慢性肝病、肝硬化、Graves 病、艾滋病、严重烧伤、冷球蛋白血症、重度营养不良和遗传性补体成分缺乏症等。

六、补体 $C_3(C_3)$

补体经典激活途径和替代激活途径都必须经过的枢纽成分。化学组成为糖蛋白,由二硫键连接的 α、β 两条肽链组成。是在血清中补体诸成分中含量最高者。C_3 转化酶作用于 C_3 使裂解为 C_{3a} 和 C_{3b}。C_{3a} 释放到液相,有过敏毒素和趋化活性。C_{3b} 与 C_4b_2a 结合成为 $C_4b_2a_3b$,即

经典激活途径中的 C_5 转化酶,C_5 是此酶的底物。C_3b 还具有免疫黏附和调理吞噬作用。C_3 缺陷的机体易发生化脓性感染。

1.参考区间

C_3:0.79~1.52g/L(BN ProSpec);C_3:0.88~2.01g/L(IMMAGE)(速率散射比浊法)。

2.临床应用

(1)增高:补体 C_3 作为急性时相反应蛋白,在急性炎症(如皮肌炎、关节炎、心肌梗死等)、传染病早期(如伤寒、风湿热急性期等)、急性组织损伤、恶性肿瘤、移植物排斥反应时增高。

(2)降低更有意义。见于:①补体合成能力降低,如慢性肝病、肝硬化、肝坏死;②补体合成原料不足,如营养不良(多见于儿童);③补体消耗或丢失太多,如类风湿性关节炎和系统性红斑狼疮活动期、急性链球菌感染后肾小球肾炎、基底膜增殖性肾小球肾炎、狼疮性肾炎、慢性活动性肝炎、亚急性感染性心内膜炎、自身免疫性溶血性贫血、疟疾、冷球蛋白血症、白血病化疗后、血液进行体外循环后、大失血、大面积烧伤等;④先天性补体缺乏,如遗传性 C_3 缺乏症。

七、补体 $C_4(C_4)$

血清补体 $C_4(C_4)$ 由肝脏、吞噬细胞合成,分子量为 210 000,C_4 作为 C1 酯酶的底物,在 Mg^{2+} 的参与下,C_4 裂解为 C_4a 与 C_4b 两个片段,参与补体的经典激活途径。C_4 含量测定通常采用单向免疫扩散法和免疫比浊法进行。

(1)参考区间:C_4:0.1~0.38g/L(BN ProSpec);C_4:0.16~0.47g/L(IMMAGE)(速率散射比浊法)。

(2)临床应用:基本与 C_3 相似,其含量降低还见于多发性骨髓瘤、IgA 肾病、遗传性血管性水肿、遗传性 C_4 缺乏症、遗传性 IgA 缺乏症等。

八、补体 C1q(C1q)

(1)参考区间:C1q:0.197±0.04g/L(单向免疫扩散法)。

(2)临床应用:基本与 C3 相似,其含量降低还见于活动性混合结缔组织病、重度营养不良、肾病综合征、重症联合免疫缺陷病等。

九、红细胞沉降率(ESR)

取静脉血 1.6 mL,以 0.4 mL 枸橼酸钠抗凝测得男性红细胞沉降率的正常值为 0~15 mm/h,女性正常值为 0~20 mm/h。因妇女子宫内膜有破损及出血,故血沉加快,这属于生理性增高。贫血病人血红蛋白小于 90 g/L 时,血沉会加快。

见血液流变学检验指标的临床应用。

(谢志碰)

第五章 心肌损伤及代谢类疾病检验指标的临床应用

第一节 心肌损伤标志物检验指标的临床应用

一、天冬氨酸氨基转移酶(AST)

见反映肝细胞损伤检验指标的临床应用。

二、肌酸激酶(CK)

肌酸激酶(CK)亦称肌酸磷酸激酶。可逆地催化 ATP 及肌酸之间转磷酸反应的酶。是细胞能量代谢的关键酶。根据分布的部位可分为肌肉型(M 型)、脑型(B 型)和线粒体型(Mt 型)肌酸激酶同工酶。

1.参考区间

在37℃下,健康成人:男性 38~174U/L;女性 26~140U/L。

2.临床应用

CK 主要存在于骨骼肌和心肌,在脑组织中也存在。各种类型的进行性肌肉萎缩时,血清 CK 活性增高。

(1)心肌梗死时血清 CK 浓度显著升高:CK 是心肌梗死病人血清中出现最早的酶之一,心肌梗死发生后 3~4h 内 CK 即开始上升,12~24h 达到高峰,且不受肝脏疾病的影响,3~5d 可恢复正常。所以,CK 测定有利于心肌梗死病人的早期诊断,其值增高的程度与心肌损坏的程度基本一致,且心电图不易诊断的心内膜下心肌梗死和复发性心肌梗死 CK 亦增高。

(2)病毒性心肌炎、皮肌炎、肌营养不良、心包炎、严重肌肉损伤等,CK 亦显著增高。

(3)脑血管意外、休克、全身性惊厥、破伤风、骨骼肌损伤等,CK 亦增高。

(4)甲状腺功能减退时,CK 可增高。

(5)手术后、反复肌内注射、剧烈运动等,CK 也可增高。

(6)CK 作为急性心肌梗死标志物有以下优点:①快速、经济、有效,能准确诊断急性心肌梗死,是当今应用最广的心肌损伤标志物;②其浓度和急性心肌梗死面积有一定的相关,可大致判断梗死范围;③能测定心肌再梗死;④能用于判断再灌注成功率。

(7)CK 作为急性心肌梗死标志物,其缺点是:①特异性较差,特别难以与骨骼肌疾病、损伤鉴别;②在急性心肌梗死发作 6h 以前和 36h 以后敏感度较低,只有 CK-MB 亚型可用于急性心肌梗死早期诊断;③对心肌微小损伤不敏感。

三、肌酸激酶同工酶 MB(CK-MB)

肌酸激酶存在于骨骼肌、心肌和脑组织中。该酶由 M 和 B 两个亚单位可组合成三种同工酶:CK-MM(骨骼),CK-MB(心脏)及 CK-BB(脑)。CK-MB 在诊断急性心肌梗塞(AMI)时有高度特异性。发生 AMI 时,CK-MB 在 3~8 小时内急骤增高;16~24 小时达到最大值,然后急骤下降，1~4天恢复正常。它与谷草转氨酶和乳酸脱氢酶的测定结合进行，有助于心肌梗死的诊断和鉴别诊断。

(1)参考区间：血清中正常水平 CK-MB<10U/L；CK-MB/总 CK<5%；急性心肌梗死时 CK-MB>15U/L(做测定空白)，若不做空白时，CK-MB>25U/L，CK-MB/总 CK 为 6%~25%。

(2)临床应用：CK-MB 主要存在于心肌中，急性心肌梗死胸痛发作后先于 CK 总活力升高，4~8h 开始升高，24h 达峰值，48h 后消失。若 72h 后此酶仍保持高值，说明梗死在扩散，预后不良。若 72h 此酶恢复正常后，又再度升高，说明心肌梗死复发。

四、肌酸激酶同工酶

肌酸激酶同工酶(CKMB)往往要在出现胸痛后 6~10 小时才提供 AMI 诊断，其敏感性在 AMI 发病后 3 小时只有 30%，6~9 小时才达 97%。且此酶在肌肉骨骼的损害中也可增高，如肠道平滑肌、子宫平滑肌的损伤，尤其是 CK 酶很高，不过 CKMB 不甚高。此时，CK、CKMB 诊断 AMI 的价值就不高。近来用单克隆抗体、酶联免疫荧光测定，避免了电泳法时效缓慢的缺点，发病后 2~4 小时，敏感性可达 90%。

1.参考区间

健康人血清中各肌酸激酶同工酶占肌酸激酶总活力的百分率如下：
CK-MM：97%~100%；CK-MB：0~3%；CK-BB：微量或无；CK-Mt：微量或无；CK-MB 的阳性决定性水平为 5%。

2.临床应用

(1)CK 是由 B 及 M 两种亚基组成的二聚体。在细胞质内存在 3 种同工酶：CK-MM，CK-MB，CK-BB。健康人血清中主要为 MM 型。

(2)CK-MB 升高被看作是心肌损害的特异性指标，对急性心肌梗死早期诊断很有价值，在急性心肌梗死 4~8h 内开始升高，12~24h 达高峰，48~72h 恢复正常。若 72h 后此酶仍保持高值，说明梗死在扩散，预后不良；若 72h 此酶恢复正常后，又再度升高，说明心肌梗死复发。

(3)脑外伤、脑血管意外、脑手术后，均可出现 CK-BB 增高。

(4)肌肉损伤及肌内注射时，CK 同工酶只检出 CK-MM，故血清 CK-MM 是骨骼肌损伤的特异性指标。

五、乳酸脱氢酶(LDH)

乳酸脱氢酶(LDH)广泛存在的催化乳酸和丙酮酸相互转换的酶。L-乳酸脱氢酶作用于 L-乳酸 D-乳酸脱氢酶作用于 D-乳酸，两者均以 NAD+为氢受体。在厌氧酵解时，催化丙酮酸接受由 3-磷酸甘油醛脱氢酶形成的 NADH 的氢，形成乳酸。

1.参考区间

LDH：114~240U/L。

2.临床应用

LDH 广泛存在于各种组织细胞的胞质中，健康人血清中 LDH 主要来自红细胞、肝和骨骼肌。

(1)心肌梗死时 LDH 增高，急性心肌梗死发作后 9~20h 开始上升，30~60h 达高峰，持续 4~10d 恢复正常。若 LDH 增高后恢复迟缓，或在病程中再次升高，提示梗死范围扩大，预后不良。

(2)临床检测急性心肌梗死时 LDH 和 LDH 同工酶的应用原则:①限制 LDH 应用,不作为常规检查项目,对病人作个案处理,主要用于排除急性心肌梗死诊断;②在胸痛发作 24h 后测定 LDH 同工酶,作为 CK-MB 的补充;③LDH 出现较迟,如果 CK-MB 或 cTn 已有阳性结果,AMI 诊断明确,就没有必要再检测 LDH 和 LDH 同工酶。

(3)原发性或继发性肝癌、急性肝炎或慢性肝炎活动期,血液中 LDH 可显著或中度增高。

(4)血液病如白血病、贫血、恶性淋巴瘤等,LDH 活性增高。

(5)肌营养不良、胰腺炎、肺梗塞等,LDH 活性增高。

(6)正常生理情况下,新生儿较成人高 2 倍,随着年龄增长其值逐渐降低,至 14 岁时趋于恒定。

六、乳酸脱氢酶同工酶 1(LD1)

(1)参考区间:LD1:17~95U/L。

(2)临床应用:参考血清乳酸脱氢酶同工酶测定。

七、乳酸脱氢酶同工酶

乳酸脱氧酶有 5 种同工酶形式,即 LDH1、LDH2、LDH3、LDH4、LDH5,可用电泳法进行分离。人体心肌、肾、红细胞以 LDH1 和 LDH2 为最多。肝和横纹肌则以 LDH4 和 LDH5 为主。脾、胰、甲状腺、肾上腺中 LDH3 较多。乳酸脱氢酶同工酶是观察心肌疾病、肝胆疾病等的指标之一。

1.参考区间

定性:LDH2>LDH1>LDH3>LDH4>LDH5。

定量:LDH1 为$(28.4\pm5.3)\%$;LDH2 为$(41.0\pm5.0)\%$;LDH3 为$(19.0\pm4.0)\%$;LDH4 为$(6.6\pm3.5)\%$;LDH5 为$(4.6\pm3.0)\%$。

2.临床应用

(1)肝炎:急性肝炎早期 LDH5 即升高,且在黄疸出现之前开始升高;慢性肝炎 LDH5 持续升高,肝硬化、肝癌、骨骼肌损伤、手术后,LDH5 亦会升高。

(2)黄疸:阻塞性黄疸 LDH4、LDH5 均升高,但以 LDH4 升高较多见。有人认为良性胆道阻塞时 LDH1 升高而 LDH2 降低,恶性胆道阻塞时 LDH1 下降。

(3)心肌梗死:急性心肌梗死 LDH1、LDH2 升高,LDH1/LDH2>1.0,心肌梗死如 LDH1 和 LDH5 均升高,应考虑有心源性休克或心力衰竭继续性肝损害。

(4)其他:心肌炎、溶血性贫血等 LDH1 可升高。脾、胰、甲状腺、肾上腺、淋巴组织以 LDH3 最多,因此这些器官发生疾病 LDH3 也会升高。

八、α-羟丁酸脱氢酶(α-HBD)

α-羟丁酸脱氢酶实际上是一类含有 H 亚基的 LD 同工酶,主要指 LD1 和 LD2。该酶主要来源于心肌、肾和红细胞,对底物的特异性较差,除催化乳酸氧化外,还能催化 α-羟丁酸脱氢氧化及其逆反应。其酶活力表示 LD 中能利用 α-羟丁酸为反应底物的酶活力,主要为 LD1 和 LD2 的活力。

1.参考区间

健康成人:72~182U/L。健康成人血清 LDH/HBD 比值为 1.2~1.6。心肌梗死患者,血清

HBD活性增高,LDH/HBD比值下降,为0.8~1.2。而肝实质细胞病变时,可升高到1.6~2.5。

2.临床应用

α-HBD不是一个独立的特异酶,而是含有H亚基的LDH1和LDH2的总称。测定α-HBD,其实际反映的是乳酸脱氢酶同工酶LDH1和LDH2的活性,对诊断心肌疾病和肝病有一定意义。α-HBD与LDH,AST,CK及CK-MB一起组成心肌酶谱,对诊断心肌梗死有重要意义。

(1)升高:①急性心肌梗死、恶性贫血、溶血性贫血(HA)、畸胎瘤(LDH/α-HBD比例增加)、肾梗死、心肌损伤、心肌病等患者血清α-HBD活性也升高。②白血病、淋巴瘤、传染性单核细胞增多症(LDH/α-HBD比例不增加)。③溶血标本可导致α-HBD测定结果升高,肝素、草酸盐抗凝剂对测定结果有影响。④营养不良、叶酸和维生素B12缺乏时,α-HBD活性亦可升高。

(2)降低:①免疫抑制剂、抗癌剂、遗传性变异的LDH-H亚型欠缺症(LDH/α-HBD比值下降)。②腹胀,腹痛,心肌梗死,贫血,白血病,肝硬化。③鉴别肝病和心脏病:肝病和心脏病时LDH均可升高,但肝病时α-HBD活性变化不大,LDH/α-HBD比值可升高至1.6~2.5,而心脏疾病时α-HBD则明显升高。

九、心肌肌钙蛋白I(cTnI)

心肌肌钙蛋白I(cTnI)是心脏的特异性抗原,其释放入血循环是心肌细胞损伤的敏感和高度特异的标志。1987年英国Cummins等首先报道了用测定周围血中心肌肌钙蛋白(cTn)浓度来诊断AMI;1995年美国FDA批准cTnI作为AMI的最新实验诊断指标,与其他指标相比,cTnI在血中出现早、持续时间长,且为心肌细胞所特有,因此对AMI诊断敏感性高、特异性强,还可用于对心脏手术的心肌保护、心肌损伤进行评价,对AMI、心脏手术的术后监护、预后及疗效判断,以及在急性冠状动脉综合征(ACS)的危险度分层中也有重要的临床应用价值。

1.参考区间

cTnI:≤0.06ng/ml。

2.临床应用

(1)心肌肌钙蛋白I为心肌所特有,具有很高的特异性和敏感性。

(2)为心肌梗死的早期诊断指标,心肌梗死发作后4~6h释放入血液,cTnI值增高,14~36h达到最高峰,可持续4~7d,尤其对于肾衰病人发生的急性心肌梗死有鉴别价值。

(3)怀疑心肌梗死的病人经12h观察,CK-MB和cTnI持续阴性可排除心肌梗死。

(4)cTnI的浓度高低与心肌梗死的面积有关。

(5)可用于溶栓后再灌注的判断,在成功的溶栓疗法使冠状动脉复通后30、60min,cTnI还会继续升高,其敏感性约为80%,高于CK-MB和肌红蛋白。

(6)cTnI可敏感地测出小灶性可逆性心肌损伤的存在。

(7)心脏及瓣膜手术后cTnI轻度升高。

(8)不稳定心绞痛,cTnI的浓度增高预示着心血管病危险性的增加。

(9)可以用于对不稳定心绞痛或非ST段抬高急性冠脉综合征的患者进行危险度分层,

从而评估这些患者随后发生相应死亡、心肌梗死的风险概率,或考察出现缺血性事件的可能性是否增加。

(10)正逐渐成为诊断心肌损伤的重要标准之一。

十、心肌肌钙蛋白 T(cTnT)

心肌肌钙蛋白 T(cTnT)与 cTnI 类似,cTnT 也是心肌细胞损伤的敏感和高度特异的标志物。cTnT 相对分子质量大于 cTnI,在 AMI 发生后,cTnT 释放入血时间比 cTnI 延迟,4~6 小时可出现在血中,持续增高的时间为 5~14 天。cTnT 在慢性肾衰功能衰竭、横纹肌溶解症、肺炎、败血症病人也呈不同程度的增高。TnT 的测定已经标准化,Roche 已经解决了抗体与部分骨骼肌 TnT 交叉的问题。

1. 参考区间

cTnT:0.02~0.13μg。

2. 临床应用

(1)心肌肌钙蛋白 T(34.566kD)比心肌肌钙蛋白 I(23.980kD)大,心肌损伤后在血液中出现的时间稍晚。

(2)参考心肌肌钙蛋白 I 测定。

十一、肌红蛋白(Mb)

肌浆蛋白的一种,为肌肉组织所特有。该蛋白与血红蛋白一样含有一个血红素辅基,可与氧进行可逆的结合,当肌细胞内氧分压在 5 333.2Pa 时可与氧结合成氧合肌红蛋白,氧分压降到 2 666.6Pa 时解离,释放出氧,供肌肉收缩之用,肌红蛋白与氧的结合率不受二氧化碳分压的影响。

1. 参考区间

健康成人:Mb 0~70μg/L。

2. 临床应用

Mb 是检测急性心肌梗死(AMI)的早期指标,在 AMI 后 1~2h,在患者血清中的浓度即迅速增加,诊断 AMI 的临界值为 75μg/L,6~9h 达到高峰,比 CK-MB 的释放早 2~5h。

(1)Mb 分子量为 17.8kD,小于 CK-MB(84kD),更小于乳酸脱氢酶(134kD),且位于细胞质内,故出现较早。到目前为止,它是 AMI 发生后最早的可测标志物。

(2)当 AMI 病人发作后细胞质中 Mb 释放入血液,2h 即升高。6~9h 达高峰,24~36h 恢复至正常水平。Mb 的阴性预测价值为 100%,在胸痛发作 2~12h 内,如 Mb 阴性可排除急性心肌梗死。心电图结合 Mb 能提高急性心肌梗死早期诊断的有效率。

(3)由于 Mb 消除很快,因而是判断再梗死的良好指标。

(4)有骨骼肌疾病、休克、手术创伤、肾功能衰竭患者血清肌红蛋白也可升高,应注意鉴别。

(5)假性肥大型肌病、急性皮肌炎、多发性肌炎等患者血液中肌红蛋白与肌酸磷酸激酶呈平行性升高。

(6)肌红蛋白的评价。

优点:①在急性心肌梗死发作 12h 内诊断敏感性很高,有利于早期诊断,是至今出现最早的急性心肌梗死标志物;②能用于判断再灌注是否成功;③能用于判断再梗死;④在胸痛发作 2~12h 内,肌红蛋白阴性可排除急性心肌梗死的诊断。

缺点:①特异性较差;②窗口期太短,回降到正常范围太快,峰值在 12h,急性心肌梗死发作后 16h 后测定易呈假阴性。

十二、丙酮酸激酶(PK)

丙酮酸激酶是糖酵解途径中的一个关键酶,能催化磷酸烯醇式丙酮酸转化为烯醇式丙酮酸,并产生 ATP,所以具有重要的生理作用。丙酮酸激酶在人体分布广泛,有四种同工酶,分为 L、R、M1 和 M2。L 型仅存在于肝实质、肾脏及小肠黏膜中,R 型仅存在于成熟红细胞中,M1 型存在于大脑及肌肉中,M2 型除骨骼肌外,广泛分布于各种组织中,特别是肾脏与恶性肿瘤细胞中含量较高。在正常成人肝脏主要是 L 型,而在胎儿则主要为 R 型。

1.参考区间

健康成人:PK 为 33~83U/L。

2.临床应用

丙酮酸激酶主要存在于心肌、骨骼肌、肝脏及脑等组织的细胞内,血清丙酮酸激酶主要来自心肌和骨骼肌。

(1)急性心肌梗死时,病人血清 PK 出现异常值的时间早,上升到峰值快,峰值持续时间短,因此可作为心肌梗死诊断的早期指标。

(2)子宫颈癌、淋巴肉瘤、粒细胞白血病和霍奇金病等 PK 活性都有明显提高。

(3)PK 缺陷可引起先天性溶血性贫血与非球形红细胞溶血性贫血。

第二节 糖类代谢检验指标的临床应用

一、葡萄糖(GLU)

葡萄糖(GLU)是己醛糖的一种。在形成了吡喃糖环后,其 2-、3-、4-和 5-都通过和环平面平行的平伏键与取代基连接。是自然界广为存在的一种单糖。糖原、淀粉均由葡萄糖组成。用于复合词中,可简称"葡糖"。是脑和心肌能量的唯一来源。

1.参考区间

健康成人空腹:3.9~6.1mmol/L;餐后 2h:<11.1mmol/L;脐带:2.5~5.3mmol/L;早产儿:1.1~3.3mmol/L;新生儿 1d:2.2~3.3mmol/L;新生儿>1d:2.8~4.4mmol/L;儿童:3.5~5.6mmol/L。

2.临床应用

(1)增高:①生理性因素:情绪紧张,饭后 1~2h,注射葡萄糖或肾上腺素制剂后。②胰岛素不足:糖尿病、慢性胰腺炎等。③肝摄取减少:肝硬化等。④内分泌疾病:巨人症或肢端肥大症、皮质醇增多症、甲状腺功能亢进、嗜铬细胞瘤、胰高血糖素病等。⑤脱水:呕吐、腹泻、高热等。⑥药物影响:噻嗪类利尿剂、口服避孕药等。⑦应激性高血糖:颅脑损伤、脑卒中、心肌梗死等。

(2)降低:①生理性因素:运动、饥饿、妊娠、哺乳等。②胰岛素分泌过多:胰岛 β 细胞瘤或胰腺癌、功能性胰岛素过多症、倾倒综合征、注射胰岛素或口服降糖药物过多等。③皮质糖类激素及甲状腺素不足:垂体前叶功能减退、肾上腺皮质功能减退、甲状腺功能减退等。④血糖来源减少:长期营养不良、急性肝损害(病毒性或中毒性)、原发性肝癌、肝瘀血、糖原积累病。⑤遗传性酶缺乏症状:糖原合成酶缺乏症等。

二、口服葡萄糖耐量试验(OGTT)

糖尿病的诊断方法之一。胰岛 β 细胞主要受血糖浓度的调节,临床上利用高血糖刺激、低血糖抑制的原理,口服一定葡萄糖后,通过观察不同时相的血糖水平及其上升和下降的速度,以了解机体对葡萄糖的利用和耐受情况。

1. 参考区间

健康成人空腹:3.9~6.1mmol/L;服糖后 0.5h:9.45~10.55mmol/L;服糖后 1h:8.90~10.0mmol/L;服糖后 2h:6.70~7.78mmol/L;服糖后 3h:6.10~6.95mmol/L。50 岁以上不论男女,每增加 10 岁,空腹值增加 0.06mmol/L,1h 值增加 0.6mmol/L,2~3h 值增加 0.17~0.28mmol/L。两点超过此标准者为糖耐量减低,三点超过者可确诊。

2. 临床应用

(1)健康人:空腹血糖正常,2h 血糖≤7.80mmol/L(200mg/dl),3h 恢复至空腹血糖水平,尿糖定性试验均为阴性。

(2)糖尿病人:空腹血糖超过正常值(一般>6.7mmol/L),服糖后血糖更高,2h 血糖≥7.80mmol/L,4~5h 后可能仍不回至原来的含量,尿糖出现。

(3)糖耐量减退:空腹血糖<7.0mmol/L、>6.1mmol/L 和 2h 血糖≥7.8mmol/L、<11.1mmol/L。

(4)空腹血糖损害:空腹血糖≥6.1mmol/L 但<7.0mmol/L,2h 血糖<7.8mmol/L。

(5)肾脏病人:糖耐量曲线正常,但尿糖呈阳性。

(6)肝脏病人:服糖 1h 左右血糖急剧增高,2h 左右血糖迅速下降,乃至正常或低于空腹血糖,随着血糖升高而出现尿糖。

(7)某些内分泌病人:空腹血糖低于正常值,服糖后血糖无明显升高,糖耐量曲线偏低,尿糖呈阴性。

(8)低血糖现象:肝源性低血糖,空腹血糖常低于正常,口服糖后血糖高峰提前出现并高于正常,2h 后不能降至正常;Ⅱ型糖尿病早期也可出现低血糖症状;功能性低血糖患者,空腹血糖正常,服糖后血糖高峰也在正常范围内,但服糖后 2~3h 可发生低血糖。

(9)葡萄糖耐量曲线低平:常见于胰岛 β 细胞瘤、甲状腺功能亢进、腺垂体功能减退症及肾上腺皮质功能减退症等。

三、糖化血红蛋白(HbA1)

红细胞生存期间,血红蛋白 A(HbA)与己糖(主要是葡萄糖)缓慢连续的非酶促反应的产物。测定 HbA1 及 HbA1c 所占比率可以反映测定前 2~3 个月血糖的平均水平。临床用于评价糖尿病的控制程度;筛查糖尿病;预测血管并发症和预后;鉴别糖尿病和应激性血糖升高。

1. 参考区间

健康成人 HbA1:4%~6%。

2. 临床应用

此试验用于评定糖尿病的控制程度。当糖尿病控制不佳时,糖化血红蛋白浓度可高至 2

倍以上。因为糖化血红蛋白是血红蛋白(HGB)生成后与糖类经非酶促结合而成的,它的合成过程是缓慢且相对不可逆的,持续存在于红细胞(RBC)120d生命期中,其合成速率与红细胞所处环境中糖的浓度成正比。因此,糖化血红蛋白所占比率能反映测定前1~3个月内平均血糖水平,本试验已成为反映糖尿病较长时间血糖控制水平的良好指标。如果糖化血红蛋白的浓度高于10%,胰岛素的剂量就需要调整。在监护中的糖尿病患者,其糖化血红蛋白的浓度改变2%,就具有明显的临床意义。

(1)糖尿病诊断:糖尿病病人HbA1显著增高,可反映患者抽血前1~3个月内血糖的平均综合值,并对区别糖尿病性高血糖和应激性高血糖有价值。

(2)糖尿病分型:胰岛素依赖型HbA1值高于非胰岛素依赖型。HbA1对糖尿病的诊断和病情判断虽有优越性,但也受一些因素的影响,如溶血性贫血(HA),由于红细胞寿命缩短,血红蛋白和糖接触时间也相应缩短,故HbA1值偏低,因此,在分析化验结果时应予以注意。

四、糖化血清蛋白(GSP)

葡萄糖与血清中蛋白,主要是白蛋白发生非酶促糖化反应生成糖化血清蛋白,应用比色法测定。血清白蛋白的半衰期约为17天,所以血清GP的水平可有效地反映测定前2周内平均血糖水平。GP与血糖同时测定对糖尿病治疗效果的评价更加全面。

1.参考区间

健康成人GSP:1.65~2.15mmol/L。

2.临床应用

(1)糖化血清蛋白半衰期较短,该实验可反映检验前1~2周的血糖平均水平。

(2)不受临时血糖浓度波动的影响,可用于糖尿病的诊断和研究较长时间血糖控制水平。

(3)连续检测可更好地了解病情。

五、酮体(Ket)

酮体是脂肪酸在肝内氧化不彻底的中间产物。包括β-羟丁酸、乙酰乙酸和丙酮。酮体在肝内合成,在肝外组织氧化。血液中乙酰乙酸占酮体总量的30%,β-羟丁酸约占70%,丙酮含量极微。如果血中酮体含量过高可引起酮尿。

(1)参考区间:Ket定性:阴性。

(2)临床应用:增高常见于禁食过久、妊娠毒血症、饮食中缺乏糖类而摄入脂肪过多、重症糖尿病、酮症酸中毒、急性病毒性黄疸型肝炎等。

六、丙酮酸(PYR)

碳水化合物和大多数氨基酸分解代谢过程中的中间产物。丙酮酸可通过乙酰CoA和三羧酸循环实现体内碳水化合物、脂肪和氨基酸间的互相转化,在三大营养素代谢联系中起重要枢纽作用。

(1)参考区间:空腹静脉血和动脉血丙酮酸浓度均小于0.1mmol/L。

(2)临床应用:组织严重缺氧可导致三羧酸循环中丙酮酸需氧化的障碍,丙酮酸还原成乳酸的酵解作用增强,血液中乳酸与丙酮酸比值增高及乳酸增加,甚至高达25mmol/L。这种极值的出现标志着细胞氧化过程的恶化,并与显著地呼吸增强、虚弱、疲劳、恍惚及最后昏迷相联系。即使酸中毒及低氧血症已得到处理,此种乳酸血症常为不可逆的,见于休克不可逆期、无酮中毒的糖尿病昏迷和各种疾病的终末期。

增高常见于缺氧(如循环不全、高血压、肺病、休克、情绪激动等)、酒精中毒、酮酸中毒、严重贫血、严重肝病、细菌感染、冠状动脉硬化、慢性高乳酸血症(如糖尿病Ⅰ型)、维生素B1缺乏症等。

七、乳酸(LA)

乳酸(LA)亦称α-羟基丙酸。一种有机化合物,无色或带黄色的糖浆状液体。糖无氧酵解的终产物。由乳酸脱氢酶的作用使丙酮酸还原生成。

1.参考区间

全血乳酸:0.5~1.7mmol/L,血浆中乳酸含量约比全血中含量高7%。脑脊液乳酸含量与全血接近,但中枢神经系统疾病时可独立改变。24h尿液排出乳酸量为5.5~22.0mmol/L。

2.临床应用

(1)乳酸是糖无氧酵解的最终产物。

(2)增高见于半乳糖激酶缺乏而致半乳糖血症。

八、β-羟丁酸(β-HBDH)

β-羟丁酸(β-HBDH)是一种酮体。肝分解氧化脂肪酸时的中间产物之一。由乙酰乙酸经β-羟丁酸脱氢酶催化还原而成。

1.参考区间

健康成人:0.03~0.30mmol/L。

2.临床应用

脂肪酸代谢形成少量的乙酰乙酸,随后在周围组织中被代谢。在碳水化合物丧失(即饥饿)或碳水化合物利用减低(即糖尿病)的情况下,乙酰乙酸的产生增加,其存在量可能超过周围组织对乙酰乙酸的代谢能力。因此,乙酰乙酸在血液中积聚,通过自发的脱羧反应,有少部分转变成丙酮,而大部分在肝中转变成β-羟丁酸。

乙酰乙酸、β-羟丁酸和丙酮总称酮体,在血液中的相对比例可能有变化,一般情况下78%为β-羟丁酸,20%为乙酰乙酸和2%为丙酮。测定血清或尿中酮体的常用方法中,没有一种方法能与这三种同时起反应。

糖尿病患者酸中毒时,葡萄糖的氧化作用遭受损害,酮体的生成加速,而利用降低。β-羟丁酸的测定,对酮症酸中毒的鉴别诊断和监护很有帮助。β-羟丁酸检查的重要性在于酮症酸中毒使体内NADH生成增加,进而使乙酰乙酸形成β-羟丁酸。在严重酸中毒患者代谢中,β-羟丁酸与乙酰乙酸的比值可从健康人的2:1提高到16:1;监测糖尿病酮症酸中毒时,血清或尿中的乙酰乙酸浓度可能造成误解。在酮症酸中毒的早期阶段,β-羟丁酸/乙酰乙酸比值可达到它的最高点,而继续治疗,该比值将随着β-羟丁酸被氧化成乙酰乙酸而有降低。当只监测乙酰乙酸时,医生常可发现在病人的病情改善时,乙酰乙酸反而增加。因此,只有通过跟踪β-羟丁酸才能得到酮症的比较真实的情况。应当指出,即便临床病情已经改善,也不应该放松监护。

(1)用于糖尿病患者酮症或应激状态的监测,酮症早期诊断及治疗监控。

(2)指导糖尿病灭酮治疗及疗效观察,出现酮症时β-羟丁酸升高早于尿酮体,灭酮治疗

后 β-羟丁酸降低早于尿酮体。

(3)严重损伤、败血症、营养支持的病人,测定早晨空腹血 β-羟丁酸可以了解体内脂肪蛋白质动员情况。

第三节 脂类代谢检验指标的临床应用

一、总胆固醇(TCH)

1.参考区间

健康成人:2.8~6.0mmol/L;新生儿:1.37~5.3mmol/L;婴儿:1.81~4.53mmol/L;儿童:<4.4mmol/L;青年:3.11~5.44mmol/L。

2.临床应用

(1)增高:①常见于原发性高胆固醇血症、动脉粥样硬化、高血压、肾病综合征、类脂性肾病、甲状腺功能减退、重症糖尿病、肝外阻塞性黄疸、牛皮癣、妊娠后期、急性失血后、老年性白内障、高脂血症Ⅱ、Ⅲ、Ⅴ型。②心、脑血管病危险因素的判断:当TCH值在5.17~6.47mmol/L时,为动脉粥样硬化危险边缘;6.47~7.76mmol/L为动脉粥样硬化危险水平;>7.76mmol/L为动脉粥样硬化高度危险水平。

(2)降低:常见于低胆固醇血症、恶性贫血、溶血性贫血、甲状腺功能亢进、急性感染、急性肝坏死、肝硬化、急性胰腺炎、结核、长期营养不良。

二、三酰甘油(TG)(甘油三酯)

三酰甘油(TG)亦称甘油三酯、中性脂肪。由甘油的三个羟基与三个脂肪酸分子酯化生成的甘油酯。植物性三酰甘油多为油,动物性三酰甘油多为脂。固态、液态的三酰甘油统称为油脂。

1.参考区间

理想区间:<1.7mmol/L;边缘增高:1.7~2.25mmol/L;增高:2.26~5.64mmol/L;很高:≥5.65mmol/L。

2.临床应用

(1)甘油三酯升高可见于以下疾病:①家族性高甘油三酯血症,家族性混合型高脂血症;②继发性疾病常见于糖尿病、糖原累积症、甲状腺功能不足、肾病综合征、妊娠等;③急性胰腺炎高危状态时,甘油三酯>11.3mmol/L(>1 000mg/dl)。高血压、脑血管病、冠心病、糖尿病、肥胖与高脂蛋白血症常有家庭性集聚现象。单纯的高甘油三酯血症不是冠心病的独立危险因子,只有伴以高胆固醇、高 LDL-C、低 HDL-C 时才有病理意义。

(2)甘油三酯减低见于以下疾病:甲状腺功能亢进,肾上腺皮质功能减退,肝功能严重低下。

三、高密度脂蛋白-胆固醇(HDL-C)

高密度脂蛋白-胆固醇(HDL-C)是高密度脂蛋白分子所携带的胆固醇。逆向转运的内源性胆固醇酯,可将其运入肝脏,再清除出血液。高密度脂蛋白从细胞膜上摄取胆固醇,经卵磷脂胆固醇酰基转移酶催化而成胆固醇酯,然后再将携带的胆固醇酯转移到极低密度脂蛋白和低密度脂蛋白上。

1. 参考区间

HDL-C：男性>1.03mmol/L，女性>1.16mmol/L；HDL2-C：占总 HDL-C 的 2/5 左右；HDL3-C：占总 HDL-C 的 3/5 左右。

2. 临床应用

(1) 高密度脂蛋白-胆固醇下降是冠心病疾患的危险因素。HDL-C 低下常见于脑血管病、冠心病、高 TG 血症、严重疾病或手术后、吸烟、缺少运动等。

(2) 在冠心病中，当 HDL-C 值成年男性<0.91mmol/L，青年女性<1.03mmol/L 时，提示有冠心病的可能。

(3) 在家族性高脂蛋白血症和 LACT 缺乏等遗传因素紊乱时，HDL-C 水平较低；HDL3-C 没有显著变化，但 HDL2-C 降低者较多。

(4) 在慢性活动性肝炎和慢性持续性肝炎患者，HDL-C 显著下降，其主要原因是 HDL3-C 由肝脏合成。在肝硬化患者，HDL3-C 几乎可能消失。

(5) 尿毒症患者 HDL-C 显著下降，糖尿病患者 HDL-C 下降，尤以控制不良的成年型 Ⅱ 型为甚，并伴有高脂蛋白血症。在依赖胰岛素的 Ⅰ 型患者 HDL-C 升高，与糖尿病的调控情况有关。

(6) 吸烟、饮酒可导致 HDL-C 水平降低，肥胖者 HDL-C 水平也可低于健康人。

(7) 雌激素可升高 HDL-C 水平，特别是 HDL2-C 水平；反之，雄激素可使 HDL-C 水平降低。

四、低密度脂蛋白-胆固醇(LDL-C)

(1) 参考区间：健康成人：LDL-C<3.36mmol/L。

(2) 临床应用：增高常见于高脂血症、动脉粥样硬化症等。当 LDL-C 值在 3.36~4.14mmol/L 时，为危险边缘；>4.14mmol/L 为危险水平。

五、载脂蛋白 A1(APOA1)

载脂蛋白 A1(ApoAl)作为人体血浆高密度脂蛋白分子中载脂蛋白的主要成分，在人体生理和病理过程中发挥着重要的作用。早年的研究表明，它具有胆固醇逆向转运功能，从而对动脉粥样硬化有抵抗与治疗作用。

1. 参考区间

APOA1：1.00~1.60g/L。

2. 临床应用

(1) 载脂蛋白 A1 是高密度脂蛋白的主要结构蛋白，也是反映 HDL-C 水平的最好指标。病理状态下由于 HDL 亚类大小与组分往往发生变化，所以 APOA1 和 HDL 的变化并不完全一致，两者的检验不能互相代替。

(2) 载脂蛋白 A1 降低常见于高脂血症、心脑血管疾病及肝实质性病变。

(3) 增高见于高 α-脂蛋白血症，酒精性肝炎。

六、载脂蛋白 B(APOB)

乳糜微粒、极低密度脂蛋白(VLDL)和低密度脂蛋白(LDL)的结构蛋白质，对 VLDL 及 LDL 的分泌和转运十分重要，是 LDL 受体途径中的结合蛋白。动脉粥样硬化患者血液中载脂蛋白 B 水平增高,而在无 β-脂蛋白血症患者血清中则不能检出。

1.参考区间

APOB:0.60~1.00g/L。

2.临床应用

(1)载脂蛋白 B 是低密度脂蛋白的结构蛋白,主要代表 LDL-C 的水平。病理状态下由于 LDL-C 亚类大小与组分往往发生变化,所以 APOB 和 LDL-C 的变化并不完全一致,两者的检验不能互相代替。成人>1.0g/L 为轻度偏高;>1.2g/L 为明显偏高。病理状态下 APOB 的变化往往比 HDL-C 明显。

(2)载脂蛋白 B 增高:常见于高脂血症、冠心病及银屑病等。

(3)载脂蛋白 B 降低:常见于肝实质性病变。

七、载脂蛋白 A1/B 比值(APOA1/APOB)

血清 APOA1/B 的比值随年龄增长而降低。在高脂蛋白血症、糖尿病、冠心病时,比值明显降低,此项可作为心血管病的主要诊断指标之一。

(1)参考区间:APOA1/APOB:1~1.6。

(2)临床应用:血清 APOA1/APOB 比值随年龄增长而降低。在高脂血症、冠心病时,其比值明显降低,可作为心血管疾病的诊断指标。

八、HDL-C/TCH

(1)参考区间:成人>0.25 为正常。

(2)临床应用:同 APOA1/APOB 的临床应用。

九、脂蛋白 a[Lp(a)]

脂蛋白 a 作为一种特殊的蛋白颗粒,在致动脉粥样硬化过程中起着极其重要的作用。另外,脂蛋白 a 在预测动脉粥样硬化性心血管疾病的发生、冠状动脉粥样硬化性心脏病(冠心病)的再发、静脉血栓事件的发生以及肾脏移植预后等方面均有重要的临床价值。

1.参考区间

健康人 Lp(a)数据呈明显偏态分布,虽然个别人可高达 1 000mg/L 以上,但 80%的健康人在 200mg/L 以下,高于 300mg/L 者冠心病危险性明显增高。

2.临床应用

(1)Lp(a)高低主要由遗传因素决定,与饮食、性别、年龄以及其他血脂指标的高低关系不大,是心脑血管疾病的独立危险因素。

(2)LDL-C 和 Lp(a)在冠心病中的不同作用。

(3)Lp(a)水平等于或高于 30mg/dl,患冠心病的风险大大增加。

十、脂蛋白电泳

脂蛋白(LP)颗粒表面带有电荷,不同的 LP,其表面电荷也不同,在电泳中可将其分开。电泳时泳动最快的脂蛋白称 α-脂蛋白,其次为前 β-脂蛋白、β-脂蛋白,乳糜微粒在原点不动。常用电泳法测定,电泳支持物为醋酸纤维素膜或琼脂糖。

1.参考区间

乳糜微粒(CM):阴性;α-脂蛋白(HDL):(31.8±5)%;前 β-脂蛋白(VLDL):(15.4±4)%;

β-脂蛋白(LDL):(53.1±5)%。

2.临床应用

脂蛋白电泳的临床应用见表8。

表8 脂蛋白电泳的临床应用

疾病种类	乳糜微粒	α-脂蛋白	前β-脂蛋白	β-脂蛋白
高脂血症Ⅰ型	阳性	阳性	正常	正常
高脂血症Ⅱa型	正常	正常	正常	正常
高脂血症Ⅲb型	正常	正常	正常	正常
高脂血症Ⅳ型	正常	正常	正常	正常
高脂血症Ⅴ型	降低	降低	增高	正常
门静脉肝硬化早期	增高	增高	增高	降低
急性肝炎	降低	正常	正常	正常
肝炎	增高	正常	正常	正常
动脉粥样硬化	正常	正常	正常	正常

脂蛋白电泳是对不同类型的异常脂蛋白血症进行分类和鉴定的实验。

(1)儿童:低密度脂蛋白50%~60%,极低密度脂蛋白9%~15%,高密度脂蛋白30%~36%。

(2)成年男性:低密度脂蛋白57%~73%,极低密度脂蛋白8%~16%,高密度脂蛋白19%~27%。

(3)成年女性:低密度脂蛋白54%~66%,极低密度脂蛋白4%~12%,高密度脂蛋白27%~37%。

(4)分型:①Ⅰ型高脂蛋白血症:又称家族性高乳糜微粒血症(家族性甘油三酯血症)。存在大量的乳糜微粒,其他脂质含量很少。该型极为罕见。②Ⅱa型高脂蛋白血症:高胆固醇血症。低密度脂蛋白大幅升高,而极低密度脂蛋白正常,高密度脂蛋白正常或轻度降低。该型常见。③Ⅱb型高脂蛋白血症:又称家族性高胆固醇血症(家族性高β脂蛋白血症),是伴有甘油三酯升高的高胆固醇血症。除低密度脂蛋白升高外,极低密度脂蛋白也升高,无乳糜微粒,高密度脂蛋白正常或轻度降低。该型常见。④Ⅲ型高脂血症:又称家族性异常β脂蛋白血症。伴有甘油三酯升高的高胆固醇血症。低密度和极低密度脂蛋白以相同的比例升高,两者在电泳图谱上分离很差,同时高密度脂蛋白降低。该型极罕见。⑤Ⅳ型高脂蛋白血症:高甘油三酯血症。极低密度脂蛋白有很大升高,低密度脂蛋白正常或降低,高密度脂蛋白降低,无乳糜微粒。该型极常见。⑥Ⅴ型高脂蛋白血症:高脂血症伴有乳糜微粒血症。乳糜微粒、低密度和极低密度脂蛋白都增加。该型罕见。

(谢志碰)

第六章　内分泌疾病检验指标的临床应用

第一节　甲状腺功能测定检验指标的临床应用

一、甲状腺素(T_4)

甲状腺素($T4$)亦称四碘甲状腺氨酸。甲状腺合成和释放的主要激素。由两个3,5-二碘酪氨酸分子偶联而成的一种碘化的酪氨酸衍生物。在甲状腺中由酪氨酸碘化而生成,占甲状腺分泌的激素的90%。主要生物学作用是控制耗氧速率和总代谢速率,促进能量代谢,并促进生长和发育过程。因此可提高绝大多数组织的耗氧量,增加产热量,对幼儿神经系统的发育有明显的促进作用。

1.参考区间

健康成人(放射免疫法):69~141nmol/L;儿童(放射免疫法):83~194nmol/L。

2.临床应用

(1)增高:见于甲状腺功能亢进、先天性遗传性甲状腺结合球蛋白增高症、急性传染性肝炎、间歇性血卟啉病,服用甲状腺素、雌激素类药物及避孕药、奋乃静等。

(2)降低:见于原发性甲状腺功能减退、慢性淋巴性甲状腺炎、严重肝肾功能衰竭、肾病综合征、活动性肢端肥大症、遗传性甲状腺素结合球蛋白减少症、使用抗甲状腺药物等。

二、游离甲状腺素(FT_4)

血中呈游离状态(不与血浆蛋白结合)的甲状腺素(T_4),游离甲状腺素约占T_4的0.03%~0.04%,是发挥其生物学效应的甲状腺素,能反应甲状腺的功能状态。

(1)参考区间:健康成人(放射免疫法):12~22pmol/L。

(2)临床应用:同"T_4",但FT_4不受血液中甲状腺素结合球蛋白(TBG)改变的影响,因此,直接测定FT_4对了解甲状腺功能比总T_4更有意义。

三、三碘甲状腺原氨酸(T_3)

T_4经5'位脱碘酶作用生成3,5,3'-三碘甲状腺原氨酸,即T_3。正常成人甲状腺每天分泌30μgT_3,血浆中20%的T_3来自甲状腺直接分泌,80%来自血浆T_4在外周的转化。血清三碘甲状腺原氨酸浓度为95~190ng/dl(1.5~2.9nmol/L),血浆半衰期为1d。

1.参考区间

健康成人(放射免疫法):1.34~2.73nmol/L;儿童(放射免疫法):1.4~4.0nmol/L。

2.临床应用

(1)增高:甲状腺功能亢进、T_3型甲状腺功能亢进、甲状腺功能亢进复发先兆。

(2)降低:甲状腺功能减退、单纯性甲状腺肿及低T_3综合征(其他系统的疾病可出现T_3降低,称低T_3综合征),常见于胃癌、急性或慢性肾衰、慢性肝炎、肝硬化等。

四、游离三碘甲状腺原氨酸(FT_3)

T_3是由甲状腺滤泡细胞合成及分泌的激素。FT_3约占T_3的0.3%,能透过细胞膜进入组织细胞,发挥生理效应,其浓度与组织中的三碘甲状腺原氨酸浓度一致,也与机体代谢状态一致,对非甲状腺疾病也有诊断价值。临床上常用 RIA 法测定。

(1)参考区间:健康成人(放射免疫法):3.67~10.43pmol/L;儿童(放射免疫法):5.1~10.6pmol/L。

(2)临床应用:同"T_3",但 T_3 在血液中 99% 以上和 TBG 等血浆蛋白结合,游离部分更能可靠反映甲状腺激素的生物活性。

五、反三碘甲状腺原氨酸(rT_3)

1.参考区间

放射免疫法:0.54~1.46nmol/L。

2.临床应用

(1)rT_3 是诊断甲状腺功能亢进最灵敏的指标,灵敏度较 T_3、T_4 高。甲状腺功能亢进时血清 rT_3 浓度高,甲状腺功能减退时 rT_3 浓度低。轻型及亚临床型甲状腺功能减退的诊断 rT_3 优于 T_3 及 T_4,但不如 TSH(促甲状腺素)灵敏。

(2)rT_3 结合 T_3、T_4 测定可判断疗效。甲状腺功能亢进治疗中,若 T_4、rT_3 均低于正常,表明用药过量;甲状腺功能减退甲状腺激素替代治疗时,若 rT_3、T_3 明显升高,T_4 正常或偏高,则提示用量过大。

(3)鉴别原发性甲状腺功能减退和低 T_3 综合征。原发性甲低时,T_3 和 rT_3 同时减低,而许多非甲状腺疾病如慢性肝炎、肝硬化、肾功能不全、糖尿病等临床上发生低 T_3 综合征时,血清 rT_3 水平明显升高,病情好转时可恢复至正常。

六、T_3 摄取试验

循环中大多数甲状腺素是和甲状腺素结合球蛋白(TBG)结合的。T_3 摄取试验是基于患者血清中有效的结合位点与一种结合甲状腺激素的树脂之间竞争已知量的标记 T_3。当血清中 TBG 浓度不正常时,树脂对标记 T_3 的摄取与 T_4 呈相反变化。在这试验中使用的是放射性标记 T_3,而 T_4 与 TBG 的结合比 T_3 牢固,因此认为该试验测定的是 TBG 容量更为合适。

1.参考区间

T3 摄取试验:0.35~0.45。

2.临床应用

(1)增高:见于甲状腺功能亢进、非甲状腺病引起甲状腺结合球蛋白减少的病人等。

(2)降低:见于甲状腺功能减退,因生理因素或用药所致甲状腺结合球蛋白增高而引起 T_4、T_3 升高者。

七、甲状腺

甲状腺是人体内分泌腺之一,在颈前部。分左右两叶,中间有狭长的峡部相连,形似蝴蝶。主要分泌甲状腺素,能促进人体生长发育和新陈代谢,增强肠胃道功能,提高大脑智力和肌肉力量。人体缺碘会造成甲状腺肿大。

1.参考区间

2h:0.04~0.25;6h:0.08~0.35;24h:0.30~0.60。

2.临床应用

(1)增高:见于甲状腺功能亢进、缺碘性及单纯性甲状腺肿大、青春期、绝经期及妊娠期等。

(2)降低:见于甲状腺功能减退、甲状腺炎等。

八、甲状腺素结合球蛋白(TBG)

甲状腺素结合球蛋白(TBG)亦称甲状腺激素结合球蛋白。哺乳动物血液中的甲状腺素运载蛋白,其血液中的浓度随甲状腺素的浓度改变,同时亲和力也随甲状腺素的浓度改变。浓度低时,两者的亲和力降低。人的此种蛋白质由415个氨基酸残基组成。

1.参考区间

健康成人 TBG:15~34mg/L。

2.临床应用

(1)增高:见于甲状腺功能减退,孕妇,病毒性肝炎,使用雌激素或含雌激素的避孕药、奋乃静等药物者。

(2)降低:见于甲状腺功能亢进、库欣综合征、肾病综合征、严重营养不良、肝功能衰竭、应激、使用雄激素、糖皮质激素、苯妥英钠等药物。

九、甲状旁腺素(PTH)

人甲状旁腺素是含有84个氨基酸的直链多肽。其分子量为9 500。PTH在体内的半衰期很短,小于20min。PTH与降钙素和维生素D一起构成了对血液中离子钙瞬间和慢性调节系统,并借助骨骼、肾脏和肠道实现这种调节,使血中的钙浓度维持在一个非常狭窄的范围内,保证了机体内环境的相对稳定。所以,当甲状旁腺发生疾病时,通常都会有钙磷代谢障碍方面的临床表现。

1.参考区间

健康成人 PTH:170~400ng/L。

2.临床应用

(1)增高:见于原发性甲状旁腺功能亢进、慢性肾功能衰竭、单纯性甲状腺肿、骨软化症、闭经后骨质疏松症、异位原发性甲状旁腺激素分泌过量等。

(2)降低:见于甲状旁腺功能减退、恶性肿瘤骨转移等。

十、降钙素(CT)

甲状旁腺C细胞产生的一种调节钙磷代谢的三十二肽激素。作用是抑制骨钙溶解、促使肾脏排泄钙、钠、磷增加。由于髓样甲状腺癌合成降钙素,因此血清降钙素水平是监测该病的敏感标记。

1.参考区间

健康成人:男性0~14ng/L;女性0~28ng/L。

2.临床应用

(1)增高:见于甲状腺髓样癌、肾功能衰竭、肺癌、原发性甲状腺功能亢进等。

(2)降低:见于暴发性流行性脑脊髓膜炎、原发性甲状腺功能减退等。

十一、促甲状腺激素(TSH)

促甲状腺激素是由腺垂体分泌的一种含211个氨基酸的糖蛋白,分子量约25 000~28 000,

含多个二硫键。TSH 的分泌受双重调节,一方面下丘脑促甲状腺激素释放激素(TRH)对其有促进作用,另一方面又受靶腺激素 T_3、T_4 反馈性抑制影响。两者互相拮抗,组成下丘脑-垂体-甲状腺轴。

1. 参考区间

健康成人:2~10mIU/L;儿童:0.9~9.1mIU/L。

2. 临床应用

血清 TSH 测定是诊断原发性甲状腺功能减退最灵敏的一种指标。

(1)增高:①生理性增高:如低碘饮食、寒冷刺激、新生儿和老年人、妊娠等。②轻度和亚临床期原发性甲状腺功能减退。③慢性淋巴细胞性甲状腺炎。④地方性克汀病。⑤单纯性及缺碘性地方性甲状腺肿。⑥异源异位 TSH 症候群。⑦垂体肿瘤所致继发性甲状腺功能亢进。

(2)降低:原发性甲状腺功能亢进、希恩综合征、继发性甲状腺功能减退、肢端肥大症。

十二、促甲状腺激素释放激素(TRH)

促甲状腺激素释放激素(TRH)亦称促甲状腺素释放因子。控制垂体前叶分泌促甲状腺激素的下丘脑激素。与 G 蛋白偶联受体相结合的三肽(焦谷氨酰-组氨酰-脯氨酰胺)。可调节垂体前叶、中枢及末梢神经系统的功能。

1. 参考区间

健康成人 TRH:14~168pmol/L。

2. 临床应用

(1)增高:见于各类甲状腺功能减退。重型原发性甲状腺功能减退时,血清 TRH 浓度可高达 1 142pmol/L;亚临床甲低患者血清 TRH 水平亦超过正常值数倍。亚急性甲状腺炎患者血清 TRH 早期正常,后期甲状腺功能减退时则升高。

(2)降低:见于甲状腺功能亢进,但部分甲亢患者血清 TRH 水平并不减少,甚至高于正常。

第二节 垂体激素检验指标的临床应用

一、促肾上腺皮质激素(ACTH)

哺乳动物的垂体前叶分泌的由 39 个氨基酸残基组成的多肽激素称为促肾上腺皮质激素(ACTH)。ACTH 促使肾上腺皮质产生皮质类固醇激素和促使色素细胞产生黑色素。它的分泌受下丘脑促肾上腺皮质激素释放因子和加压素的调节,其中皮质类固醇激素又反过来调节垂体和下丘脑的活力。

1. 参考区间

健康成人 ACTH:1.1~11.0pmol/L。

2. 临床应用

(1)增高:见于肾上腺皮质增生,异源性 ACTH 分泌综合征、烧伤、创伤、手术、失血、剧痛、低血糖、注射垂体后叶加压素后、原发性慢性肾上腺皮质功能减退症、Nelson 综合征、先天性肾上腺皮质增生症等。

(2)降低:见于垂体前叶功能减退症、垂体前叶缺血性坏死、垂体瘤、外源性皮质醇增多症、肾上腺皮质肿瘤等。

二、黄体生成素(LH)

黄体生成素(LH)是一种糖蛋白,为白色粉末,易溶于水。LH 参与 FSH 的促卵泡成熟,在月经中期 LH 急剧升高而促使排卵,随后使卵泡变为黄体,并促进雌激素和孕酮的合成和分泌。在男性,LH 使睾丸间质细胞增殖,并合成分泌睾酮,故 LH 又名间质细胞刺激素(ICSH)。

1. 参考区间

青春期前:2~12U/L;健康成人:4~20U/L;绝经后:>40U/L。

2. 临床应用

(1)增高:见于原发性睾丸衰竭、卵巢衰竭、过早绝经等。

(2)降低:见于垂体功能减退、妊娠、无生殖力综合征、性功能减退、女性染色体病(如两性畸形)等。

三、卵泡刺激素(FSH)

卵泡刺激素(FSH)白色或类白色的冻干块状物或粉末,易溶于水,应密封在冷暗处保存。FSH 是一种糖蛋白,β 亚基含 115 个氨基酸,在第 7 和 24 位的两个门冬酰胺上各有一个碳水化合物基团。

在女性,FSH 促进卵泡发育成熟,它与 LH 一起促进雌激素分泌,进一步引起排卵,也促进颗粒细胞增殖。在男性,FSH 协同睾酮促进睾丸精曲小管的生长及精子的生成。

1. 参考区间

健康成人:男性 2.5~15U/L;女性 4~20U/L;绝经后>20U/L。

2. 临床应用

(1)增高:见于睾丸精细胞瘤、Klinefelter 综合征、Turner 综合征、卵巢功能衰减及闭经、两侧卵巢全切除术后、皮质类固醇治疗、原发性生殖功能减退、垂体功能亢进前期、巨细胞退行性发育的脑癌,若有促性腺样物质的异位分泌,也会使 FSH 增加。

(2)降低:见于雌性激素、黄体酮治疗、继发性生殖功能减退、Simmond 病、垂体功能亢进晚期。

四、生长激素(GH)

生长激素(GH)是垂体前叶分泌的一种激素。也是一种蛋白质。能促进骨和软骨的生长,使躯体增高。人在幼年时,生长激素分泌不足,会导致侏儒症;若生长激素分泌过多,则引起巨人症。

1. 参考区间

儿童:<10μg/L;健康成人:<58μg/L。

2. 临床应用

(1)增高:见于肢端肥大症、巨人症、严重营养不良、应用某些药物(如胰岛素、精氨酸)等。

(2)降低:见于垂体性侏儒,垂体前叶功能减退等。

五、抗利尿激素(ADH)

抗利尿激素(ADH)由垂体后叶分泌的一种九肽激素。又称"加压素"。下丘脑视上核和旁室核的神经细胞分泌的有抗利尿作用的神经激素。在其神经细胞内合成,在下丘脑-垂体束的神经纤维中以轴浆运输的方式运至神经垂体贮存。当血浆晶体渗透压升高或循环血量降低时被释放进入血液循环。生理作用是作用于肾脏远曲小管和集合管的上皮细胞,增加对水分的重吸收,并使尿量减少。

1.参考区间

健康成人 ADH：1.0~1.5ng/L。

2.临床应用

(1)增高：见于支气管癌或其他癌症异位分泌、哮喘持续状态、肺炎、结核病、中枢神经系统疾病等。

(2)降低：见于尿崩症、充血性心力衰竭、肾病综合征等。

(谢志碰)

第七章 尿液检验指标的临床应用

第一节 尿液干化学分析检验指标的临床应用

尿液分析是临床检验三大常规检验之一,是应用最多的检验项目。尿液分析仪的普及使用,使得尿液分析能在较短时间内完成,而且可提供10项尿化学指标,给临床快速诊断提供了方便。

一、酸碱度

1.参考区间

正常尿液多为弱酸性,pH值约为6.0,因摄食种类及生理活动变化,pH值可在5.4~8.4之间波动。

2.临床应用

(1)生理波动:摄食大量蔬菜、水果(富含钾、钠),pH值升高(偏碱);摄食大量肉类(富含硫、磷)及混合性食物,pH值降低(偏酸);剧烈运动、大汗、应激状态、饥饿时,pH值也降低。

(2)病理性变化:①酸性尿:主要见于代谢性酸中毒、痛风、糖尿病酮症酸中毒、肾结石、Ⅳ型肾小管酸中毒、白血病、坏血病及服用酸性药物如氯化铵等。②碱性尿:主要见于代谢性碱中毒、原发性醛固酮增多症、变形杆菌或铜绿假单胞杆菌所致的膀胱炎、肾盂肾炎等尿路感染等。肾小管酸中毒(Ⅰ、Ⅱ、Ⅲ型)时,肾脏无力排酸,尽管存在酸中毒,pH值仍不低于6.5。

(3)药物因素:如口服碳酸氢钠、碳酸钾、碳酸镁、枸橼酸钠等,尿液pH值升高,某些中草药可使尿液pH值明显升高;应用氯化铵、氯化钙、氯化钾时,尿液pH值降低。

(4)判断尿路结石的种类,指导临床用药:如磷酸盐、碳酸盐结石多见于碱性尿;尿酸盐、草酸盐、胱氨酸结石多见于酸性尿。

二、比重(SG)

1.参考区间

晨尿:1.020~1.030;随机尿:1.003~1.030;新生儿尿:1.002~1.004。

2.临床应用

(1)尿比重增高:表示尿液浓缩,见于急性肾炎、蛋白尿、糖尿病、高热、大量出汗、脱水、心功能不全、流行性出血热少尿期、周围循环障碍及使用造影剂等。禁水、大量出汗也可引起尿比重增高。

(2)尿比重降低:表示肾脏浓缩功能减退,见于尿崩症、慢性肾炎、精神性多尿症、原发性醛固酮增多症、流行性出血热多尿期及恢复期等。大量饮水也可引起尿比重减低。

(3)尿比重固定:表示尿比重变化不大,一般固定在1.010左右,呈等张尿,表示肾实质有严重的损害。

三、蛋白质(PRO)

1.参考区间

定性:阴性。定量:儿童<40mg/24h;成人休息状态:20~80mg/24h;成人运动状态:<250mg/24h。

2.临床应用

(1)生理性蛋白尿:①功能性蛋白尿:如剧烈运动、高热、寒冷、精神紧张等引起的蛋白尿,蛋白定性一般不超过"+",休息或刺激消失后可恢复正常。②体位性蛋白尿:脊柱前凸或长时间站立时,左肾静脉受压导致肾静脉压升高,通过肾小球滤过的蛋白质重吸收不良引起的蛋白尿称为体位性蛋白尿。定性试验有时可高达"++",体位性蛋白尿经卧床休息后多可消失,常见于儿童和青年。近年已证实,部分病例是早期肾炎的反映,故体位性蛋白尿的诊断应特别慎重。③摄食性蛋白尿:一次食入大量蛋白质或注射小分子量蛋白质,这些蛋白质通过肾小球滤过而出现在尿中。

(2)病理性蛋白尿:①泌尿系统疾病:主要见于急慢性肾小球肾炎、肾盂肾炎、间质性肾炎、肾移植术后发生排异反应、肾小管性酸中毒。②其他疾病引起的肾脏损害:重金属(汞、镉、铋)中毒、应用庆大霉素、多黏菌素 B、急性溶血性疾病、多发性骨髓瘤(MM)、巨球蛋白血症、妊娠高血压综合征、系统性红斑狼疮(SLE)等许多自身免疫性疾病累及肾脏时,均可出现不同程度蛋白尿。

四、葡萄糖(GLU)

1.参考区间

定性:晨尿或空腹尿为阴性。

定量:新生儿<1.11mmol/L;儿童<0.28mmol/L;健康成人 0.56~5.00mmol/24h。

2.临床应用

(1)生理性糖尿:内服或注射大量葡萄糖、精神过度紧张、情绪激动、后期妊娠等。

(2)病理性糖尿:①糖尿病:轻型病人仅饭后可出现尿糖阳性,重症病例随机尿液几乎均为阳性。一般情况下,由于糖尿病病情轻重与排糖量相平行,因此,"+"越多表示病情越严重,饭后 2h 尿糖阴性基本上可排除糖尿病。②肾性糖尿:如慢性肾炎和肾病综合征糖尿、妊娠期糖尿、家族性糖尿、新生儿糖尿等。③其他:甲状腺功能亢进、肢端肥大症、嗜铬细胞瘤、库欣综合征、肾上腺肿瘤、垂体瘤、颅脑外伤、脑血管意外、急性心肌梗死等也可出现糖尿。

五、尿隐血(BLD/OB)

1.参考区间

定性:阴性,偶尔可为弱阳性(±)。

2.临床应用

(1)血尿:见于急性肾小球肾炎、尿路感染、结石、结核、肿瘤、服用某些肾毒性药物、血管畸形及出血性疾病等,显微镜检查多可查见数量不等的红细胞。

(2)血红蛋白:尿见于阵发性睡眠性血红蛋白尿(PNH)、寒冷性血红蛋白尿、行军性血红蛋白尿症、葡萄糖-6-磷酸脱氢酶缺乏症、血型不合的输血及其他急性溶血性疾病。严重病毒感染、链球菌性败血症、疟疾、体外循环术后、肾透析、大面积烧伤、外伤(肌肉挤压伤、电击、痉挛)及手术后所致的红细胞大量破坏时也可出现血红蛋白尿。

(3)假阳性:可出现于尿液中存在易热酶(如过氧化物酶)和肌红蛋白时,可引起 BLD 的假阳性。临床上,对一些无临床症状而 BLD 阳性者,应注意定期复查。

六、酮体(KET)

1.参考区间

定性:阴性。

2.临床应用

(1)糖尿病酮症酸中毒:由于本法主要检测乙酰乙酸浓度,而糖尿病酮症酸中毒的早期酮体形式以 β-羟丁酸为主,故酮体阳性程度较弱,随着酸中毒症状逐渐缓解,尿中乙酰乙酸浓度也逐渐升高,酮体阳性增强,所以结果分析时应注意结合病情的发展。当肾功能严重损伤而肾阈值增高时,尿酮也可减少甚至定性为阴性。

(2)非糖尿病性疾病:妊娠剧烈呕吐、子痫、禁食过久、严重腹泻、全身麻醉、肾小管功能不全等病人,因碱质丢失过多,有机酸相对增多,可大量缩合成酮体随尿液排出。

七、亚硝酸盐(NIT)

1.参考区间

定性:阴性。

2.临床应用

(1)亚硝酸盐阳性:常见于大肠埃希菌等革兰阴性杆菌引起的尿路感染,而致病性球菌、霉菌、支原体等一般不能产生亚硝酸盐还原酶,故这些细菌的感染仍为阴性。当菌尿在膀胱中停留时间不足 4h,亚硝酸盐尚未形成时,也容易造成假阴性反应。因此,尿液中亚硝酸盐检出率受感染细菌是否含有硝酸盐还原酶、食物中是否含有适量的硝酸盐和尿液是否在膀胱中停留足够的时间等多种因素影响。

(2)标本放置过久或污染,可表现为假阳性。

八、尿胆红素(BIL)和尿胆原(URO)

1.参考区间

定性:BIL 阴性;URO 弱阳性。

定量:男性 3.30~3.55μmol/24h;女性 0~2.64μmol/24h;儿童 0.13~2.30μmol/24h。

2.临床应用

(1)溶血性黄疸时尿胆原阳性,胆红素阴性;胆汁淤积性黄疸时胆红素阳性,而尿胆原阴性;肝细胞性黄疸时胆红素和尿胆原均为阳性。溶血性黄疸见于新生儿溶血、溶血性贫血、异型输血、蚕豆病、药物过敏等;肝细胞性黄疸见于急慢性肝炎、肝硬化、肝癌、药物性肝炎等;胆汁淤积性黄疸见于肝胆系统的结石、恶性肿瘤及胰腺病变等。

(2)尿胆红素阳性:可见于梗阻性黄疸胆道蛔虫、胆石症、胆道肿物、胰头癌以及肝细胞性黄疸(如肝癌、肝硬化、肝细胞、坏死、急慢性肝炎等)。大剂量应用氯丙嗪、盐酸苯偶氮吡啶(泌尿道止痛药)时,胆红素可呈假阳性。

(3)URO 阳性或增高:见于①色素产生过量,如溶血性黄疸等溶血性疾病;②细胞功能损害,如肝病;③内容物停留过久,尿胆原吸收增多,如便秘时;④内细菌增多,尿胆原形成和重吸收增多,如肠道感染;⑤胆道感染,使胆汁内的胆红素转变为尿胆原。

九、白细胞(WBC)

(1)参考区间:高倍视野下可有少量白细胞。

(2)临床应用:见尿沉渣定量检查。

十、维生素 C(Vit C)

1.参考区间

正常尿液中维生素 C 的含量不一,其排泄量直接受饮食的影响。

半定量:"-"~"++"(0~1.4mmol/L)。

2.临床应用

高浓度的维生素 C 可使葡萄糖、隐血、胆红素、尿胆原、白细胞的阳性反应减弱,甚至呈假阴性反应。因此,维生素 C 的检测主要用于尿液分析结果的正确判断。

第二节 尿液沉渣定量检验指标的临床应用

尿沉渣检查是用显微镜识别尿液中细胞、管型、结晶、细菌、寄生虫等各种病理成分的重要常规试验项目。在一般性状检查或化学试验中不能发现的异常变化,常可通过沉渣检查发现。

一、白细胞(WBC)

1.参考区间

尿沉渣每高倍视野不超过 5 个白细胞(<5 个/HPF)。

2.临床应用

(1)白细胞明显增多:见于急性尿路感染(如急性膀胱炎、尿道炎、肾盂肾炎)、肾结核等。

(2)白细胞轻度增多:见于急性尿路感染恢复期和慢性尿路感染、急慢性肾小球肾炎、阴道炎、前列腺炎、精囊炎、尿路结石、膀胱癌、前列腺癌、活动期系统性红斑狼疮等。

(3)妊娠各期白细胞均可增多,尤其是孕晚期,多由于白带污染所致,常与上皮细胞共存。

(4)尿液中淋巴细胞或单核细胞增多,多见于慢性炎症及应用抗生素或抗癌药引起的间质性肾炎,特别是肾移植排异反应和尿路淋巴瘘时,尿中淋巴细胞可显著增多;嗜酸粒细胞增多见于泌尿系统的过敏性疾病,如药物过敏性间质性肾炎。

二、红细胞(RBC)

(1)参考区间:尿沉渣中可有少量陈旧红细胞。

(2)临床应用:RBC 增多见于急性肾小球肾炎、尿路感染、结石、结核、肿瘤、服用某些肾毒性药物、血管畸形及出血性疾病等。由于 RBC 来源不同、尿液的渗透压及 pH 值不同,RBC 很可能发生变形,不同形状的 RBC,对泌尿系统疾病的诊断及定位具有一定的诊断意义。如新鲜尿液中有 70%以上的变形 RBC 多考虑肾性血尿,而 RBC 形态正常者为非肾性血尿;以变形 RBC 为主的混合性血尿或影细胞大于 80%的血尿,多考虑为肾小球病变,而均一 RBC 血尿基本上可排除肾小球病变。

三、巨噬细胞

(1)参考区间:尿沉渣中无巨噬细胞。

(2)临床应用:巨噬细胞一般在泌尿系统急性炎症时出现,如急性肾炎、膀胱炎、尿道炎等,其数量多少取决于炎症的程度。炎症恢复后巨噬细胞持续存在,表示疾病易复发。

四、上皮细胞

1. 参考区间

尿沉渣中可见一定量的鳞状上皮细胞,特别是女性患者。

2. 临床应用

(1)成片脱落的鳞状上皮细胞见于尿道炎,常伴有较多白细胞。

(2)肾小管上皮细胞常提示肾小管病变或肾实质损害,最多见于急性肾小球肾炎;大量肾小管上皮细胞提示肾小管有坏死性病变的可能。肾移植术后1周内,尿中可见较多肾小管上皮细胞,随后逐渐减少至消失。当发生排异反应时,尿中再度出现成片的肾小管上皮细胞。复粒细胞(又称脂肪颗粒细胞,是脂肪变性的肾小管上皮细胞)多见于慢性肾病。

(3)浅层移行上皮细胞(亦称大圆上皮细胞)和中层移行上皮细胞(亦称尾形上皮细胞)见于肾盂、输尿管及膀胱颈部的炎症。尿道插管、膀胱镜、逆行肾盂造影等刺激时,尿中也可见较多移行上皮细胞;底层移行上皮细胞见于急性膀胱炎、急性肾盂肾炎等。

五、异形细胞和癌细胞

(1)参考区间:尿沉渣中无异形细胞和癌细胞。

(2)临床应用:尿沉渣中查见异形细胞,常见于一些慢性炎症、严重感染及癌前病变;查见癌细胞可见于膀胱癌、肾癌、子宫颈癌、前列腺癌等。

六、细胞包涵体

1. 参考区间

尿沉渣中无细胞包涵体。

2. 临床应用

(1)单纯疱疹病毒感染的核内嗜酸性包涵体:可见于急性龈炎性口炎、疱疹性湿疹、脑膜炎、急性三叉神经痛及角膜结膜炎等。

(2)巨细胞感染的双嗜性核内或胞质内包涵体:见于器官移植、白血病、淋巴瘤、艾滋病等。

(3)人乳头状瘤病毒感染的核内包涵体:见于扁平湿疣、穗状湿疣、性病湿疣等。

(4)人多瘤病毒感染的核内嗜碱性包涵体(发生于上皮细胞):见于糖尿病或肾移植患者免疫力低下时。

(5)麻疹病毒感染的胞质内、核内嗜酸性包涵体:主要见于小儿急性发疹性传染性疾病。

(6)腮腺炎病毒感染的胞质内包涵体:见于流行性腮腺炎及其并发的脑膜炎、睾丸炎、卵巢炎、胰腺炎及神经炎等。

七、管型(CAST)

1. 参考区间

尿沉渣中不见或偶见透明管型。

2. 临床应用

病理条件下尿液中可见到的管型有透明管型、颗粒管型、细胞管型、变性管型和宽幅管型。

(1)透明管型:见于肾实质病变时,如急性肾小球肾炎的早期及恢复期、急性肾盂肾炎、肾动脉硬化、恶性高血压和充血性心力衰竭等。健康人剧烈运动后、高热、全身麻醉等情况下可一过性出现透明管型,透明管型也偶见于老年人晨尿中。

(2)颗粒管型:慢性肾炎和急性肾炎后期可大量出现细颗粒管型,粗颗粒管型见于慢性肾炎、肾淀粉样变性、尿毒症及某些原因(如药物中毒)引起的肾小管损伤等。

(3)细胞管型:红细胞管型是 RBC 充满在管型内所致,常见于急性肾小球肾炎、慢性肾小球肾炎急性发作期、急性肾小管坏死、肾出血、肾移植术后急性排异反应、系统性红斑狼疮(SLE)、肾硬化症、肾静脉血栓形成等,此种管型偶可见于蛋白定性阴性的尿中;白细胞管型是 WBC 包埋在管型内而形成的,常见于急性肾盂肾炎、间质性肾炎等,查见 WBC 管型提示有化脓性炎症,肾移植术后排异反应时可见到淋巴细胞管型;上皮细胞管型的检出提示有肾小管病变,常见于药物或重金属所致的急性肾小管坏死、间质性肾炎、轻度肾脂肪变性、重症肝炎、胆汁淤积性黄疸及妊娠子痫等,有时在开腹手术后患者的尿中也可见到;混合细胞管型有红白细胞混合型,也有 WBC 和上皮细胞混合型,可见于肾炎反复发作、肾充血、肾坏死及肾病综合征等;血小板(PLT)管型见于弥散性血管内凝血(DIC)等;肿瘤细胞管型较少见,可发生在黑色素瘤、多发性骨髓瘤(MM)、肺癌等有肾转移或肾浸润时。

(4)变性管型:变性管型是指蛋白质、上皮、血液等变性后形成的管型,包括脂肪管型、蜡样管型及血液管型。脂肪管型见于慢性肾小球肾炎的肾病期及肾病综合征;蜡样管型是严重肾脏疾病的表现,见于慢性肾小球肾炎的晚期、肾功能衰竭、肾病综合征、肾淀粉样变、糖尿病肾病及重症肝病患者,此种管型的出现提示局部肾单位有长期阻塞、少尿或无尿现象的存在;血液管型见于肾出血及慢性肾小球肾炎急性发作时。

(5)宽幅管型:宽幅管型过去称肾衰竭管型,见于尿毒症、重症肾疾患或肾昏迷时。

八、结晶(X'TAL)

(一)参考区间

尿沉渣中可出现或多或少的代谢性盐类结晶。

(二)临床应用

1.代谢性结晶

新鲜尿液中大量出现尿酸结晶、草酸钙结晶、磷酸铵镁结晶、磷酸钙结晶,并伴有多量红细胞时,有尿路结石的可能。新鲜尿液中大量出现尿酸铵结晶、碳酸钙结晶并伴有脓细胞时,有膀胱炎的可能。

2.病理性结晶

(1)胆固醇结晶:肾脏淀粉样变、脂肪变或泌尿生殖道肿瘤时可出现,有时可见于乳糜尿及脓尿中。

(2)磺胺类药物结晶:磺胺类药物溶解度小,尿中出现此类结晶而继续长期应用时,可能形成尿路结石或堵塞输尿管,从而引起少尿、无尿、肾绞痛和血尿,故应用期间应定期检查尿中是否有磺胺类药物结晶,此类结晶的检出,应作为停药的信号。

(3)亮氨酸或酪氨酸结晶:可见于急性肝坏死、肝硬化、急性有机磷和四氯化碳中毒的病例中,偶见于白血病、糖尿病性昏迷、伤寒及皮肤腐败性病变等。

(4)胱氨酸结晶:先天性胱氨酸代谢异常时可大量出现,此类结晶长期存在,可导致肾或膀胱的胱氨酸结石,风湿病、严重肝病病人尿中也可查到。

(5)胆红素结晶:见于急性肝坏死、肝癌、溶血性黄疸及有机磷中毒等。

(6)**含铁血黄素颗粒**:可见于自身免疫性溶血性贫血及阵发性睡眠性血红蛋白尿患者。

九、尿液中其他成分

(1)**黏液丝**:健康人尿液中可少量出现,特别是成年妇女。黏液丝大量存在时,表示尿道黏膜受刺激或有炎症反应。

(2)**类圆柱体**:常与透明管型同时存在,多见于肾血循环障碍或肾受刺激时。

(3)**阴道毛滴虫**:多由于滴虫性阴道炎患者的分泌物污染尿液所致,偶见于滴虫性尿道炎。

(4)**寄生虫卵**:埃及血吸虫侵入肾及膀胱时,其虫卵可由尿中排出,有时可因粪便污染所致。

(5)**真菌**:假丝酵母样菌(YLC),见于真菌性尿道炎,也可因真菌性阴道炎患者的分泌物污染尿液所致。

(薛建学)

第八章 粪便理学检验指标的临床应用

一、颜色
(1)鲜血便常见于直肠或肛门出血,如痔疮、肛裂、直肠癌等。
(2)果酱色便见于急性阿米巴痢疾、急性肠套叠、食用大量咖啡与巧克力等。
(3)柏油样便见于各种上消化道出血性疾病,如胃溃疡、肝硬化并发食道胃底静脉破裂出血等。
(4)灰黑色便见于服用铁剂、铋剂、某些中草药及食用动物血等。
(5)白陶土样便见于完全阻塞性黄疸,服用硅酸铝及钡餐造影后的粪便也可呈灰白色。
(6)绿色便见于婴儿消化不良、肠炎及食用大量绿色的蔬菜。

二、性状
(1)黏液便常见于肠道炎症或受刺激时,如肠炎、痢疾、急性血吸虫病等。小肠炎症时黏液均匀混于粪便中,大肠病变时黏液则附于粪便表面。
(2)黏液脓血便常见于细菌性痢疾、溃疡性结肠炎、局限性肠炎、结肠或直肠癌。
(3)水样便或稀汁样便常见于急性胃肠炎、伪膜性肠炎、艾滋病患者伴发隐孢子虫感染等。
(4)米泔样便常见于霍乱或副霍乱。
(5)乳凝块状便常见于乳幼儿消化不良。
(6)凝块样便见于婴儿消化不良时,可出现白色、绿色或淡黄色乳酪凝块便,粪便外观呈蛋花样。
(7)细条状便常见于直肠、肛门狭窄或肛门附近赘生物挤压引起,如直肠癌、内痔等。
(8)胨状便常见于过敏性结肠炎。
(9)球形硬便常见于习惯性便秘。

三、细胞学检验
1.参考区间
白细胞(WBC):偶见或无;红细胞(RBC):无;巨噬细胞:无;上皮细胞:偶见或无。
2.临床应用
(1)WBC增多:见于细菌性痢疾及各种肠道炎症,如急性肠炎、阿米巴痢疾、溃疡性结肠炎以及食物中毒、肠道菌群失调、血吸虫病等。过敏性肠炎及肠道寄生虫病时,还可见嗜酸粒细胞。
(2)RBC增多:在肠道下部炎症、糜烂、出血等均可见多量红细胞出现,常见于肠道下段炎症、糜烂或出血,如痢疾、溃疡性结肠炎、肠结核、急性血吸虫病、痔疮、肛裂、结肠癌、乙状结肠癌等。
(3)巨噬细胞增多:常见于细菌性痢疾,具有一定的诊断意义。溃疡性结肠炎、嗜盐菌性肠炎和急性肠炎粪便中偶可见到巨噬细胞。

(4)上皮细胞增多:常见于慢性结肠炎和伪膜性结肠炎。

四、食物残渣

(1)参考区间:有少量植物细胞、淀粉颗粒、肌肉纤维等。

(2)临床应用:粪便中有大量食物残渣,常见于腹泻、肠炎、慢性胰腺炎、消化不良、各种原因引起的肠蠕动过速,食物未及消化即被排出体外等。胰腺疾病或胰腺外分泌功能低下时(如胰头癌、慢性胰腺炎),粪便中可见大量脂肪球、淀粉颗粒或肌肉纤维。大量脂肪球也见于肠蠕动亢进及腹泻病人,尤其是小儿腹泻。

五、结晶(X'TAL)

1.参考区间

有少量磷酸盐、草酸钙、碳酸钙等结晶,与饮食有关。

2.临床应用

(1)夏科-雷登(Charcot-Leyden)结晶:常见于阿米巴痢疾、钩虫病、过敏性肠炎等。

(2)血晶:常见于胃肠道出血患者。

六、细菌(BACT)及真菌(YLC)

(1)参考区间:大量正常菌群,球菌和杆菌比例约为1:1,无真菌。

(2)临床应用:粪便查出真菌孢子或菌丝,常见于真菌性肠炎;应用大量抗生素后致肠道菌群紊乱,引起真菌性二重感染,此时正常菌群减少或消失以及比例失调;粪便在室温放置过久或容器污染及真菌性阴道炎患者的分泌物污染等。

七、寄生虫

(1)参考区间:健康人为阴性。

(2)临床应用:若粪便中发现蛔虫卵、蛲虫卵、钩虫卵、鞭虫卵、姜片虫成虫或虫卵、华支睾吸虫卵、绦虫节片划虫卵、日本血吸虫虫卵、溶组织阿米巴包囊及滋养体、蓝氏贾第鞭毛虫、绦虫节片等,即可诊断为各种相应疾病。

八、隐血(OB)

1.参考区间

定性:阴性。

2.临床应用

(1)阳性:常见于消化系统疾病,如消化道性溃疡、急性胃黏膜损害(阿司匹林、消炎痛、糖皮质激素等药物性损害及酒精刺激最常见)、肠结核、克隆恩病、溃疡性结肠炎、钩虫病、各种紫癜病、血友病、消化道恶性肿瘤(如胃癌、结肠癌等)。

(2)用于消化道恶性肿瘤与消化性溃疡的鉴别,前者隐血试验多持续阳性,后者多因服药后缓解为间断阳性。隐血试验持续阳性可作为老年人消化道肿瘤普查的初筛试验。

(3)用于出血是否停止的判断,一次出血后,若每日排便1次,2~3d粪便色泽恢复正常,但隐血试验阳性可持续3~5d,故临床判断出血完全停止,以隐血试验阴性为最可靠指标。

九、粪胆汁色素

1.参考区间

粪胆红素:阴性;粪胆原:阳性;粪胆素:阳性。

2.临床应用

(1)粪胆红素阳性:常见于乳幼儿正常菌群尚未建立时,成人大量应用抗生素后及严重腹泻时。

(2)粪胆原及粪胆素增多:常见于溶血性疾病,如溶血性黄疸等。

(3)粪胆原和粪胆素同时减少:提示胆汁分泌功能减退或胆道部分阻塞;两者阴性主要见于肿瘤或结石完全阻塞胆总管时,此时粪便呈白陶土色,而病情好转或恢复正常时又转为阳性。

十、粪脂肪定量

(1)参考区间:健康人:2~5g/24h。

(2)临床应用:24h 粪便中总脂量超过 6g,称为脂肪泻。引起脂肪泻的疾病有:胰腺疾病,如慢性胰腺炎、胰腺癌、胰性纤维囊性病等;肝胆疾病,如梗阻性黄疸量胆汁分泌不足;小肠病变,如乳糜泻、Whipple's病、蛋白丧失性肠病等。

(薛建学)

第九章 脱落细胞检验指标的临床应用

第一节 阴道脱落细胞检验指标的临床应用

女性生殖器官包括外阴、阴道、子宫、输卵管和卵巢。阴道脱落细胞多数为阴道及宫颈上皮,较少见子宫内膜细胞。阴道细胞学检查,涂片取材范围较广不易漏诊,可做出早期诊断,确诊率高,适于防癌普查。

一、鳞状上皮细胞

从外阴向内直至子宫颈外口的黏膜均被覆鳞状上皮。在其脱落细胞中可见底层、中层、表层三层细胞。阴道内上皮细胞形态与卵巢激素关系很密切。

1.底层细胞分为内底层和外底层细胞

阴道涂片一般不见内底层细胞,仅在哺乳期、闭经后,阴道高度萎缩、糜烂、创伤时才见。外底层细胞根据来源不同,可分为三型。

(1)宫颈型外底层细胞:从子宫颈外部上皮脱落,显示上皮细胞增生状态。涂片显示细胞成群脱落,大小不一致,大者形态与表层相似,胞质内有空泡,环绕在核周形成一透明环,特殊染色证实为糖原。胞质丰富蓝染。有时有深蓝色颗粒,核较大,染色质致密,居中或被挤压至一侧,呈扁平状。

(2)产后型外底层细胞:见产妇或晚期流产患者阴道涂片。细胞常成细胞核增大,染色质致密,常被胞质内空泡挤压至边缘呈扁长形或皱成瓢形,瓢形核是产后细胞的特征。胞质染成褐红色,有深染颗粒。

(3)萎缩型外底层细胞:见于原发性无月经或绝经期患者阴道涂片。细胞形态较一致,呈圆形或卵圆形,胞质内无或有时含小空泡。核圆形或卵圆形,亦较一致,染色质疏松。核质比为1:(1~2)。细胞多散在。老年妇女阴道上皮高度萎缩时,细胞出现退化现象,胞质染成红色或橘黄色,核染色质疏密或崩解消失,被称为"早熟角化细胞"。

2.中层细胞。

(1)非孕期中层细胞:体积比外底层细胞大,呈船形、菱形等。胞质丰富、薄、半透明。核居中,染色质疏松,核质比为1:(2~3)。

(2)妊娠期中层细胞:很发达,胞质丰富,含大量糖原,胞膜增厚,常成片脱落。核大偏位,被称为"妊娠细胞",见于妊娠及闭经期。在各种生理病理情况下(内分泌缺乏、炎症、妊娠、闭经),女性生殖上皮可以达不到完全成熟而停留在中层细胞阶段,是涂片中的主要细胞成分。

3.表层细胞月经周期中阴道上皮变化

主要表现在表层角化前和角化细胞所占比率上的变化。此层最能反映雌激素水平。

(1)角化前细胞:呈扁平大多边形,直径为40~60μm,边缘卷曲、薄,核小而圆,染色质疏松。

(2)化细胞:胞质染成红色,核消失或在细胞中央保持一圆形透明核影。子宫脱垂或宫颈白斑症时,可见较多完全角化细胞。

二、柱状上皮细胞

来自子宫颈内膜和子宫内膜。

1.子宫颈内膜细胞根据其形态,分为分泌型柱状细胞和纤毛柱状细胞。

(1)分泌型柱状细胞:又称黏液细胞,常见于排卵期分泌旺盛时的涂片。细胞肥胖,呈圆形或卵圆形,胞质内有空泡(特殊染色证实呈黏液和糖原)。核圆形或月牙形,居底部,染色质细颗粒状,分布均匀,有时可见小核仁。保存完好的细胞形似杯状。

(2)纤毛柱状细胞:较少见,在绝经后较多见。细胞呈细长形、立方形或矮柱状,细胞膜厚,保存好的一端可见纤毛。有时可见多核纤毛柱状细胞。涂片内纤毛柱状细胞常成群,很少重叠,排列整齐。因其胞质易退变,常见粉红色或浅蓝色背景模糊的胞质衬托着一群排列整齐的紫蓝色细胞核,似蜂窝状。宫颈内膜细胞的形态与月经周期有关,增殖期(排卵前期)胞质不透明且少,呈片状,细胞中核紧密排列。分泌期(排卵后期)则胞质充满黏液,核退变,可根据宫颈内膜细胞形态确定是否排卵,其可靠性和宫内活检相同。

2.子宫内膜细胞可出现于月经周期的开始直到周期的第10~12d

一般而言,除使用子宫内避孕器具外,如在月经周期第12d后出现,应认为宫内膜有病变。子宫内膜脱落的细胞也包括纤毛柱状细胞和黏液细胞。常成群脱落,互相重叠,形态大小一致。根据其雌激素水平可分为周期型和萎缩型二型。

(1)周期型:增殖期脱落细胞呈扁平、低柱或高柱状。细胞质嗜碱性,边界清楚。核形态、大小规则一致,居底部,呈卵圆形,和细胞纵轴一致,染色质均匀致密,可见1~2个核仁。分泌期脱落细胞胞质透明,出现空泡,肥胖。核圆形较小、偏中位,淡染透亮,核仁大。间质细胞大小一致,胞质少,排列紧密成堆。

(2)萎缩型:涂片内细胞数量少,松散排列。胞核淡染而嗜碱性,形态大小规则。输卵管上皮细胞一般不易脱落,即使脱落也与子宫内膜细胞相混而不易辨认。

三、非上皮细胞成分

1.吞噬细胞

吞噬细胞胞质丰富,有明显吞噬现象,胞质呈泡沫状,核圆形、卵圆形或肾形。组织细胞吞噬现象不明显,核较少,居中或偏位,胞质嗜酸性染色。可见于月经末期、绝经后、子宫颈炎症、子宫内膜癌、宫颈癌或盆腔接受放射治疗后。

2.血细胞

可见中性粒细胞、红细胞等。

3.微生物阴道内经常有细菌寄生,有致病和非致病性两类

常见成分有:

(1)阴道杆菌:是常见非致病菌,属于乳酸杆菌类,其生长需糖原并产生乳酸,使阴道保持一定的酸性,可以防止致病菌的繁殖。

(2)致病菌:有葡萄球菌、链球菌、淋病双球菌、大肠埃希菌、变形杆菌等。

(3)真菌:白色念珠菌是阴道内较常见的真菌,有芽孢及菌丝,两者可分别也可同时出

现。纤毛菌常伴随滴虫存在,似念珠菌的菌丝,菌丝细长。

4.其他

有精子(有精子的涂片不宜做阴道细胞学检查)、黏液(呈蓝染丝状)、纤维素(呈红染网状)等。

四、临床应用

1.阴道涂片细胞学检查与卵巢功能

阴道上皮细胞成熟程度和体内雌激素水平呈正相关关系。主要应用于临床测定排卵易受孕期、不孕症原因,观察月经异常时有无排卵,借以了解闭经和功能失调性子宫出血病的内分泌情况及用以推测雌激素水平和黄体功能。还可用于测定儿童期早熟及功能性肿瘤患者雌激素水平。

常用来反映雌激素水平的指数有成熟指数(MI),以底层、中层及表层3层鳞状上皮细胞所占百分率来表示,可以反映雌激素动态情况,故此法最常用;还有角化指数(CI),以表层细胞中嗜酸性致密核细胞百分率来表示。致密核指数(KI),以鳞状上皮细胞表层致密核细胞百分率来表示;胞质嗜伊红指数(EI),以鳞状上皮细胞中胞质红染细胞的百分率来表示(该表示法,在阴道炎症时因细胞红染数增高而受干扰)。

常用衡量孕激素水平的指数有堆积细胞指数,以4个以上聚集成群细胞与分散细胞数之比来表示;皱缩指数,以鳞状上皮细胞胞质边缘皱缩细胞与扁平细胞百分率来表示。

以上各指数,仅仅反映细胞形态、成熟度变化和细胞之间关系,还应该结合临床连续检测,才能得出正确诊断。在了解卵巢功能的方法中,阴道细胞学检查简便易行,结果可靠。

2.阴道细胞学检查与妇科疾病

(1)良性病变:如子宫颈炎、子宫颈糜烂、子宫颈结核、老年性阴道炎、滴虫性阴道炎、子宫脱垂、阴道及子宫颈白斑病、结核性子宫内膜炎、结核性输卵管炎、淋病、霉菌性阴道炎(如白色念珠菌、在有阴道菌群失调或pH值改变的患者或有糖尿病、口服避孕药、妊娠患者均易发生)等。

(2)恶性病变:在女性生殖的癌肿中,以子宫颈癌最多。其中鳞状细胞癌占95%;腺癌仅占5%(近年发病率有上升的趋势);未分化癌极为少见(1%左右)。

一般认为,宫颈腺癌比宫颈鳞状细胞癌生物学行为更易进展,放射灵敏度和预后也比鳞状细胞癌差,5年生存率在50%以下。治疗上宜采取综合治疗,包括化学治疗配合放射治疗和放射治疗结合手术等。

阴道细胞学检查,使宫颈癌的死亡率比过去的40年下降了70%以上,是目前早期发现肿瘤效果最显著的检查方法,确诊率高,不易漏诊。适用于宫颈癌的早期诊断、普查和随访,亦适用于宫颈癌手术后或放疗后的鉴别及子宫内膜癌、卵巢癌和输卵管癌的辅助诊断。

宫颈癌被认为是一种性传染性疾病,其可能的媒介与HPV(特别与16型、18型)关系密切,由人乳头瘤病毒(HPV)引起的宫颈湿疣可发生非典型增生或原位癌,故有人用PCR方法澄清HPV在宫颈癌发生中的作用。

阴道细胞学检查标志物检测、免疫化学检测等结合有助于肿瘤的鉴别。如,癌抗原125增高有助手卵巢癌的诊断等。

其他少见的肿瘤有外阴癌、阴道癌、卵巢癌、绒毛膜癌、恶性葡萄胎等。

第二节 痰液脱落细胞检验指标的临床应用

肺部脱落细胞学检查是早期诊断肺癌的重要方法之一。肺癌的早期诊断可根据早期临床症状、X线检查、痰液涂片检查和纤维支气管镜等多方面配合进行。

采集痰液的质量和方法直接影响痰液检查阳性率。采集痰液的基本要求是：①必须是肺部咳出。②痰液必须新鲜。

一、肺部良性病变脱落细胞

从肺内咳出的痰液需经过气管、喉、咽，从口腔排出，因此痰液成分实际上为上、下呼吸道及口腔等分泌物混合组成。正常痰涂片以鳞状上皮细胞居多，主要是表层细胞，中层细胞少见，当口腔或咽部有炎症或溃疡时，亦可有少量底层细胞。如确系肺部咳出，则可见大量纤毛柱状细胞和尘细胞。

二、临床应用

1. 肺部细胞学检查方法

(1)痰液细胞学检查，方法简便易行，患者无痛苦，适用于肺癌高危人群的普查，特别是X线可疑的肺癌患者必做的检查，也用于肺部非肿瘤疾病诊断的参考依据。

(2)支气管液细胞学检查，是在纤维支气管直接吸取支气管液作涂片，或对可疑部位刷取、冲洗及细针吸取标本。

(3)经肺部细针吸取检查，是在X线或CT引导下作穿刺获得标本。主要应用于经痰液、支气管液细胞学检查仍为阴性的患者，无痰液患者和肺转移病灶患者。

2. 肺部良性病变

(1)常见疾病：支气管炎、支气管扩张、哮喘、肺炎、肺气肿、肺结核等急性和慢性炎症性或感染性痰液以炎性改变为主。

(2)非肿瘤性其他疾病：如肺梗死（常易误诊为恶性肿瘤假阳性）、肺脓肿、肺肉芽肿寄生虫性疾病及各种霉菌性肺部感染等。

(3)肺部良性肿瘤、错构瘤、胸腺纤维瘤等。

3. 肺部恶性病变

(1)原发性支气管肺癌：大多数肺癌90%~95%来源于支气管。最常见的为鳞状细胞癌（占35%，只根据细胞学特点，不过分强调癌细胞分化程度）、腺癌（占35%，目前发病率比例在上升）、未分化癌较少（占20%），混合型少见。

(2)转移性肺恶性肿瘤：可来自人体许多系统的各种恶性肿瘤，多数为晚期癌肿。由于痰检阳性率较低，用细针穿刺法获得阳性率增高。细胞学检查不能鉴别恶性肿瘤来源，一般只能识别细胞学类型：鳞状细胞癌、腺癌或未分化癌。肺转移癌的原发部位有：女性生殖系统（子宫颈、卵巢、绒毛膜、乳腺等）、呼吸系统（鼻咽、肺等）、消化系统（胃、肠、肝等）、内分泌系统（甲状腺等）、骨及软组织（黑色素及肉瘤等）和男性生殖泌尿系统（肾、膀胱、睾丸等）。

4. 肺癌发病率

肺癌是最常见的恶性肿瘤之一，目前发病率明显增高。诊断肺癌需应用综合检查方法，包括病史、体检、影像学检查和痰液细胞学检查。痰检如结合 X 线的诊断可作为确诊的依据，其对肺癌诊断率特点为：原发性高于继发性，中央型高于周围型（中央型阳性率为 57%~90%），伴血丝痰高于无血丝痰及对施行气管镜检查后咳出痰阳性检出率较高。痰标本一般宜送 4~6 次为好。对高危对象，如发现高度不典型增生细胞，应随访，每隔半年复查 1 次，至少 2 年。活检与纤维支气管镜检细胞学结果联合分析，诊断常可靠。痰检、支气管镜检及刷取、活检还不能明确诊断时，应考虑细针穿刺法。此法对肺周围型病变或转移性肿瘤是首选方法，该法对肺癌诊断率大多在 80%~95%。肺部细胞学检验还可结合肺癌的肿瘤标志物检测结果作为观察病情的依据。

对未发现癌细胞但临床和 X 线高度提示肺癌的可疑患者需反复多次做痰检，可以提高肺恶性肿瘤的诊断率。

第三节　泌尿系统脱落细胞检验指标的临床应用

泌尿系统是人体细胞在复杂代谢过程中不断产生代谢的废物。如果这些废物没有从血液中滤出，将导致血液成分的改变，代谢废物的堆积，并产生毒性作用。泌尿系统具有清除血液中代谢废物的功能。

脱落细胞泛指离开整体组织的细胞而言。脱落细胞由于取材方便、量大、可连续采集故可作为一种重要病理检查手段。如通过痰液查呼吸道脱落细胞；通过胃液查胃内脱落细胞；阴道分泌物查宫颈、阴道的脱落细胞；尿液中查泌尿系的脱落细胞；胸腹水中查脱落细胞等。

一、尿液正常脱落细胞

(1)移行上皮细胞涂片内表层细胞体积大，大小相当于鳞状上皮表层细胞，又称盖细胞或伞细胞，呈扁圆形或多边形，见双核或多核。核圆形或卵圆形，染色质为细颗粒状，分布均匀，核仁不明显。底层细胞呈圆形或多边形，居中，染色质致密。中层细胞介于前两者之间，呈卵圆形或梨形、菱形及多边形。因尿液渗透压变化，脱落的移行上皮常会有不同程度的变性。

(2)鳞状上皮细胞正常尿液中少见，形态同阴道涂片。妇女尿液涂片中有时多见，为阴道脱落细胞污染造成；或受激素影响，膀胱三角区上皮鳞状化生脱落形成。如新生儿尿液涂片内有大量成熟鳞状细胞：需考虑为新生儿膀胱黏膜上皮受母体激素影响，发生鳞状化生引起的。

(3)柱状上皮细胞正常尿液内极少见，其形态同阴道涂片的细胞形态。

(4)非上皮细胞成分可见少量中性粒细胞、淋巴细胞、浆细胞等。

二、临床应用

1.泌尿系统细胞学标本采集方法

(1)自然排尿法：可用中段晨尿。若怀疑有泌尿系统肿瘤时，可收集初始尿，尿量应大于 50ml。亦可作膀胱按摩增加细胞脱落。在高渗晨尿中细胞可变性。尿液标本采集的注意事项如下：①标本制备。标本必须新鲜，尿沉淀涂片需加血清，防止细胞脱落丢失。②防止各种污染。防止阴道分泌物、前列腺液对尿液干扰；防止尿液被外源物质(如润滑剂)污染。③保证足够的尿量(大于 50ml)。

(2)导尿:当怀疑肾盂、输尿管肿瘤时适用。可见形态保存较完整的大量细胞,且能提示肿瘤发病部位。

(3)膀胱冲洗液对获得鳞状细胞癌、原位癌、膀胱癌标本效果较好。

(4)膀胱镜直接刷取标本准确率高,细胞成分多。

2.泌尿系统脱落细胞学检查的临床应用

(1)良性病变:①炎症性疾病、尿结石病、膀胱黏膜白斑。②非感染性疾病,如出血性膀胱炎、间质性膀胱炎等。

(2)恶性病变:①肾实质肿瘤(肾盏破溃时,才能检出),包括肾腺癌(透明细胞癌)、肾母细胞癌(Wilms瘤)或肾胚胎性腺肉瘤。②肾盂、输尿管、膀胱和尿道肿瘤,其中移行细胞癌占90%,鳞状细胞癌占6%~7%,腺癌占1%~2%。膀胱癌最为常见,未分化癌极少见。③泌尿系统继发性恶性肿瘤:

邻近的组织原发肿瘤直接侵入膀胱,如原发性直肠癌、前列腺癌等。

(薛建学)